元気で長生きな人に共通する生活習慣29

決め手は「きょういく」と「きょうよう」です

星 旦二

ワニブックス
PLUS新書

まえがき

みなさんは**「きょういくときょうよう」**という言葉をご存じでしょうか?

「教育と教養」ではありませんよ。

「きょういく」とは、「今日、行くところがある」

「きょうよう」とは、「今日、用がある」

という意味です。今年(2016年)90歳でお亡くなりになった心理学者の多胡輝《たごあきら》先生が、著書の『100歳になっても脳を元気に動かす習慣術』(日文新書)で紹介していて、かつて多胡先生に100歳近い大先輩が語った言葉だそうです。

そして、**「今日行くところがあって、今日やるべき用がある人」**のことを**「きょういくときょうようのある人」**と呼びます。

実はこれこそが、「元気で長生きするための秘訣」なのです。

もちろん教育も教養も人間にはとても大切です。けれども、いくら一流大学を出て、たくさん難しい本を読んだところで、年を取ってから「行くところ」も「用事」もなくなってしまったら、人間の身体と心はどんどん衰えていきます。

私はそれを2013年の初秋、福島の仮設住宅で実感しました。

あの東日本大震災から2年半ほどが過ぎたころ、被災地のみなさんの健康状態や暮らしぶりを知るため、福島県を訪ねたのです。

立ち並んだ仮設住宅は人の出入りがほとんどなく、家の周囲にも人の気配は感じられませんでした。

60代後半のご夫婦の部屋を訪ねて、身体の調子などについて、いろいろと話を聞いたのですが、話の最後に奥さんがこうつぶやきました。

「ここにいても何もすることがないのよ。私は足や腰が痛いから、部屋の中でテレビばっかり見ている。主人は毎日お酒を飲んで、外に出るのはパチンコに行くときだけですよ……」

このご夫婦に限らず、住み慣れた土地を離れ、これまで築きあげてきたコミュニティも崩れ、自分たちでは何も決められない状態が続いていました。「こんな状態があとどれだけ続くのか」という不安ばかりの生活のなかで、住民たちは生きる張りあいをなくし、誰もが重い気持ちだけを抱えているようでした。体調を悪くしている人も増える一方のようです。

仮設住宅に住む人たちには「今日行くところ」も「今日やるべき用事」も本当に少なくなってしまっていました。東京電力から賠償金を受け取り、当面の金銭的苦労がなくなったとしても、こんな生活を続けていたら、元気で長生きなどできません。

私はこの重い現実を前にして、励ましの言葉を見つけることができませんでした。

東京に帰る新幹線の中で、私は「きょういくときょうよう」という言葉の重さを、ずっと考えていました。

そして震災から5年経ったいまもなお、数多くの人たちが仮設住宅で暮らしています。また仮設住宅を出て立派な「復興住宅」に移っても、ようやく出来上がった仮設住宅のコミュニティを再び失い、孤立を深めた高齢者の寂しい死もしばしば報じられています。

家が立派になっても、住人たちの多くは仮設住宅で暮らしていたとき以上に「きょういく」と「きょうよう」を失っています。

「行く場所」と「用事」のない日常とは、仕事がないというだけのことではありません。友人や知人がいない、コミュニティがない、楽しみがない、おしゃべりの相手がいない、訪ねたい相手がいない、遊びに行く場所がない、身体を使い、心を動かすことなく、心と身体の健康を失っていく暮らしです。

被災した方に限らず、これはすべての人に共通の課題といっていいと思います。

90歳、１００歳になっても元気でいきいきと暮らしたい、できる限り人の手を借りず、寝たきりにならず、死ぬ直前までしっかりした頭で自立した生活を送りたいと願う人にとって、「きょういく」と「きょうよう」を失わずに暮らすことは、非常に大切なことなのです。

社会の高齢化、少子化がいやおうなく進む現在、行政レベルでも民間レベルでも医療や介護環境を充実させるための対策が望まれ、実行されつつあります。けれど一方で、私たちは「たんなる〝長寿〟よりも、〝健康寿命〟のほうが大事なのではないか」ということにも気づき始めています。手厚い介護・看護を受けながら寝たきりになって100歳まで生きても仕方がない、と思うようになってきました。

医療や介護だけで、人の健康を保つことはできません。何歳になっても「今日行く場所」や「今日やりたい用事」があってはじめて、人は真に人間らしい心と身体の健康を維持することができるのです。

この本では「きょういくときょうよう」の大切さに焦点をあてながら、「死ぬまで元気で暮らす」ためのヒントをわかりやすく、紹介したいと思います。

私たちのチームは長年にわたって、どんな生活をしている人が長生きするのか、あるいは早死にするのか、どこに住みどんなものを食べていると病気になりにくいのか、といったことを調査、研究してきましたが、こうした成果をもとに、健康寿命の観点から特に重要だと思う29の項目についてご説明しようと思います。なるべくみなさんが「すぐにできそう！」というものをピックアップするつもりです。

全部を通して読まなくてもかまいません。

トイレの棚にでも置いていただき、ときどき数項目拾い読みして、おもしろいな、と思うところがあったら、ぜひご家族や友だちとのおしゃべりのネタにしてください。ネタにするだけではなく「お、これならいますぐ自分にもできそう」というものを見つけたら、ぜひトライしてくださいね。

この本が、みなさんとみなさんの大切なご家族の「本当の健康」に、ほんの少しでもお役に立てたら何よりです。

もくじ

1　オシャレと買い物が大好きだ！

——病院よりも美容院に行く人のほうが長生きする——

◎よい身だしなみが健康長寿の秘訣

私がピンピンコロリ（ＰＰＫ）の研究を始めたきっかけは、１９８８年のスウェーデン訪問でした。私は現地の厚生省担当者に、健康長寿に関する現状や展望などについていろいろ質問していたのですが、**「人は身だしなみをよくすることで寝たきりにならない」**という答えにびっくりしました。「とにかく大事なのは、口紅・化粧・身だしなみだ」というのです。

すぐには信じられませんでした。当時の私は、高齢者が寝たきりにならないために、「早くがんを見つけてあげなくては」「タバコをやめさせなくては」「コレステロール値を下げなくては」という思いで、こうした対策の効果を証明するため、調査研究を続けていたからです。

「身だしなみをよくすれば健康に長生きできる」という彼らの考え方は、衝撃的でした。たしかに、いきいきとして元気なお年寄りは、常にきちんと身なりをととのえ、女性は髪型にも気をつかい、きちんとお化粧もしています。外出するときも若いころと同じようにオシャレを楽しんでいるようです。

もしかしたら、薬をもらったり、健診を受けたりするために「病院」に通うより、「美容院」に通うほうがずっと健康にいいのではないか、と思うようになったのです。それ以来、私たち調査チームの合言葉は**「病院よりも美容院に行こう！」**になりました。

美容院に行くということは、仕事でも買い物でも外食でも、「行くところがある」「用事がある」ということでもあり、社会的な活動が多いということで、それは知り合いや友だちが多い、ということでもあります。また、特別に用事がなくてもいつも身なりに気をつかい、すぐ近所に買い物に出る程度のときも「部屋着のままなんてだらしないし、恥ずかしい」と思えることは、若々しくあるうえで、とても大切なことなのです。

私たちが東京都多摩市で2001年に同市に居住する在宅高齢者1万6462人を対象に実施し、1万3195人の高齢者から回答を得た、健康寿命に関する追跡調査では、**「社会的活動をしていない」と答えた人ほど、3年後の2004年にはすでに介護状態になっていました。**

その6年後の生存率を追跡すると、最も社会活動度が低い男性群の7割、女性群の半分が亡くなっていました。

◎自分で買い物に行く人は長生き

また**「外出しない人は、3年後には約3割の人が、6年後には約5割の人が死亡する」**という結果も出ているのです。

しかし、一般的に高齢者の外出は多いとはいえません。特に女性は80代になると、男性に比べて、毎日の外出頻度が急速に低下するようです。

85歳以上では「外出は月に1回程度」と答えた人が半数以上にのぼりました。「自分で買い物に行く」ということだけでも、寿命は延びます。

調査対象の人たちに「自分で買い物ができますか？」と質問し、「できる」「できない」で答えてもらったところ、できる人とできない人とでは、その後の生存率が大きく違うことが明らかになりました。

全国16市町村で2万2167人を対象に2年間の追跡調査を行ったところ**「買い物ができること」と、生存率には強い関係がある**ことがわかりました。「買い物ができる」

人はできない人よりもずっと生存率が高かったのです。

買い物ができるということは、まず足腰も頭もしっかりしていて、目的の店まで自力で行く能力も意欲もある、ということが前提で、さらに店員とやりとりができ、商品を選び、買うか買わないかを判断し、自分の財布からお金を払いお釣りをもらって、荷物を持って家に帰る、というすべての行程が滞りなく、ひとりでできるということです。

行政による配食サービスのサポートを受けるのではなく、「自分で買い物に行く」という前向きな気持ちがとても重要になります。

◎なんでも自分でやれば健康寿命は延びる

高齢者が「まだできること」、例えば買い物や食事の支度や、掃除などを**「高齢なのだからもうやらなくていい」「危ないから自分でしないほうがいい」と、制止してしまうことが多い地域は、確実に「寝たきり」が増えています。**

沖縄県は寿命は長くても寝たきりの高齢者が多いのですが、高齢になると身の回りのことを周囲がすぐに手伝ってしまう、という県民気質もその理由のひとつではないかと考えられます。

高齢者を尊敬し、大切に思うならば、家族も地域の人も心を鬼にして、むやみに手助けをせず、なんでも自分でやってもらうようにすることです。

毎日買い物に行く程度のちょっとした心がけで、健康寿命はグンと延びるということです。適度な運動も大切ですが、**高齢者は必ずしも無理に運動しなくても、歩く程度でいい**と思います。買い物や家事、庭仕事など、日常生活の活動で充分です。

男性・女性を問わず、図書館に出かけるのもいいと思います。私の住んでいる多摩市の市立図書館では、話題の新刊などもすぐ手に取ることができますし、館内は夏・冬も空調が効いていて快適です。「心地よいソファに陣取り、新聞を読む」ことを日課にするのもいいかもしれません。図書館なら誰かに干渉されるわずらわしさもなく、かといって孤独を感じることもないでしょう。最近は開館時間も長くなっていますから、好きなだけいて、趣味の本に手を伸ばすのもいいでしょう。

要はまず、まえがきで書いた**「きょういくときょうよう」**が大切なのです。

2

NNKな長生きよりも、PPKでポックリを目指す

——平均寿命よりも健康寿命を延ばそう——

◎平均寿命と健康寿命の差を縮めよう

最近**「健康寿命」**という言葉をよく耳にするようになりましたが、これは２０００年にＷＨＯ（世界保健機関）が提唱した考え方です。厚生労働省の定義によれば**「健康上の問題で日常生活が制限されることなく生活できる期間」**のことで、簡単にいえば、寿命から、介護などを必要とする期間を差し引いた年数のことです。

例えば、１００歳で亡くなった方がいたとして、晩年の10年間は生活支援や介護が必要な生活を送っていた場合、この方の健康寿命は90年、ということになります。

２０１０年の厚生労働省の調査によれば、わが国の**男性の平均寿命は79・55歳、健康寿命は70・42歳。女性は平均寿命86・30歳、健康寿命は73・62歳**となっています。

■平均寿命と健康寿命の差（2010年）

	平均寿命	健康寿命	介護などが必要な期間
男性	79.55歳	70.42歳	9.13年
女性	86.30歳	73.62歳	12.68年

※出典／厚生科学審議会地域保健増進栄養部会・次期国民健康づくり運動プラン策定専門委員会「健康日本21（第二次）の推進に関する参考資料」より

つまり、男性は9・13年、女性は12・68年、生きてはいるけれど**「不健康な状態」**で暮らしているということになります。

私は、この「不健康な期間」をなんとかして縮めよう、ということを最大の課題として研究を続けてきました。

すべての高齢者の**「PPK」**を実現したい。「PPK」というのはご存じ**「ピンピンコロリ」、つまり病気やケガで病みつくことなく死ぬ直前までピンピン長生きしていて、最後はコロリと死にましょう、**ということです。

もともとは1983年に、健康長寿体操を考案した北沢豊治さんが提案した言葉ですが、近年ますます「高齢者の目標」として、注目されています。

PPKを望むのは本人だけではありません。家族も長期にわたる介護の苦労は必要ないし、もちろん経済的負担もなくなる。医療費・介護費の減少は国の経済を助けることにもなります。

しかし、高齢化が進むほど、PPKより**「NNK」**のほうが増えているのが現実です。**「NNK」とは、人生の後半を長期間、寝たきりで介護を受けて亡くなる「ネンネンコロリ」**

のことを指す、私が命名した言葉です。

◎PPKへの道はラクじゃない

最後まで自立し、生活を楽しみながら天寿をまっとうするために、いったい何が必要なのでしょう？　長年の追跡調査の結果、さまざまなことがわかってきたのです。

例えばどこに住めばいいのか、何を食べればいいのか、どんな日常生活を送ればいいのか、どんな人間関係を保っていればいいのか、仕事はどのくらいしたほうがいいのか、どんな体型を保つのがいいのか、血圧やコレステロールはどれくらい気をつければいいのか。

調査の結果わかってきたことは、これまでに多くの医師たちが「健康のためにはこうしなさい！」と指導してきたことや、子ども世代が「おじいちゃん、おばあちゃんのために」とやってきたこと、長生きしたいと思って食べたいものもガマンしてきた食習慣などが「逆効果」であることも多いということでした。

例えば血圧、コレステロール値、食事の塩分、糖分。実はお医者さんに指導された「理想の数値」が、PPKにつながるとは限らない、むしろ逆の結果をまねくこともある、といったこともわかってきました。

目指すのはNNKではなくて、PPKです。

なんとなく「身体にいい」と信じていることや、長年の思い込みを一度ぜんぶまとめて忘れてしまいましょう。

そのうえで、自分はこれからどんな生活を続けたいのか、どんな人生を送り、どんな最後を迎えたいのか、をちょっと考えてみませんか？

この本では、「死ぬまで元気」に暮らしてポックリ逝った人たちの「経験」をもとに、さまざまな「PPKの秘訣」をご紹介していきますが、PPKへの道はけっして「ラク」なものではありません。食事の支度も買い物もみんなに助けてもらって、バリアフリーのおうちに住んで、甘やかされてのんびり寝て暮らすのとは真逆の暮らしだからです。

けれど、それはまえがきで書いた「行く場所がある」「やるべき用事がある」という充実した人間らしい生活のことなのです。

3

長野県型の生活を真似する

――ＰＰＫを実現するモデル県に学ぼう――

◎長野が長寿県である理由

さて、私たちが目指すPPKがかなり実現できている地域があります。

それが、先ほど挙げた沖縄と対象的な**長野県**です。**住民の平均寿命は長いのに、介護が必要な人が少ない**。要介護認定は沖縄県の約半分です。つまり健康寿命の期間が長く、最後はポックリ逝ってしまう人が多いと考えられるのが、長野県なのです。

この項目では、長野県の健康長寿の秘密をさぐってみましょう。

まずは、次の表を見てください。これは昭和40年から平成22年までに、長野県の男女の平均寿命の「都道府県ランキング」がどのように伸びていったか、を示したものです。

昭和40年には長野県の男性の平均寿命は68・45歳、全国ランキングは9位でした。同年女性の平均寿命は72・81歳で26位です。しかし、男性も女性もすばらしい勢いで寿命、順位ともにアップしていきました。**平成22年には男女ともにそろって1位、男性は80・88歳、女性は87・18歳です。**

長野県が長寿である「理由」と思われるものをいくつか列挙してみたいと思います。

1　標高が高い自治体が多い
2　壮年者（31〜64歳）の死亡率が低い
3　ひとりあたりの老人医療費が少ない
4　病気の治療よりも、予防しようとする意識が高い
5　高齢者（65歳以上）の就業率が日本で一番高い
6　生涯学習に力を入れている
7　保健師の数が多い

といったことが挙げられるでしょう。

長野県の高い平均寿命を支える背景にあるのは、壮年者の死亡率の低さです。つまり若い人の死亡率の低さが、全体の平均

■長野県平均寿命順位の推移

	S40年	S50年	S60年	H7年	H12年	H17年	H22年
男性	9位	4位	2位	1位	1位	1位	1位
女性	26位	16位	9位	4位	3位	5位	1位

※出典／厚生労働省「平成22年都道府県別生命表」より（Sは昭和、Hは平成を表す）

寿命を押し上げているということです。長野県の壮年者死亡率比は、全国平均より約2割少なく、青森県の約半分です。ただし、80歳を超えた人の死亡率は、全国比をやや上回ります。

◎医療の過疎地域ほど長寿

死因については、肝臓がんの死亡率比が男女ともに全国平均の約40％も少ないという特徴もあります。男性の肝臓がん死亡率比だけ見れば大阪府、福岡県の約3分の1という少なさなのです。

これについて、私は次のような仮説を持っています。それは、長野県が戦後、地域医療の先進県として着実に歩んできたからであろうということです。つまり医療従事者が注射針の消毒をきちんと行うといったことを確実に続けてきたこと、過度の医療サービスを提供する病院が少なく、治療より予防対策を医療側がリードしてきたこと。

そしてもうひとつ、医療環境に恵まれていない地域が多かったことです。それが結果的に注射、点滴の機会を減少させ、特にC型肝炎ウィルスをまん延させにくくしたのではないでしょうか。これらの条件がそろったことで、数十年後の現在、肝臓がんによる死亡率が低くなっているという結果につながったのではないか、と私は考えています。

医療の過疎地域ほど長寿である、病院・病床が少ないほど要介護割合が低い、といった一般的な傾向は、長野県にもはっきりと結果が現れています。

そして、**高齢でも仕事をしている、あるいは学び続ける人が多い**のも大きな特徴です。

これについては、それぞれ別項目でご紹介したいと思います。

4　病院・病床が少ない地域に住んでいる

——近くに病院が少ないところほど、介護が必要な人も減ります——

◎医療施設を増やしても平均寿命は延びない

高齢化社会を迎えたいま、地方の医師不足、医療の地域格差などの問題は「解決すべき大問題」とされています。もちろんどんな地域でも、適切な医療が適時受けられて、健康を支えてくれる医師が必要なことは間違いありません。しかし、医療施設の設備がどこよりも充実していて、高度な先進治療も受けられ、ちょっとそのへんを歩けば病院だらけという東京都のデータを見てみると、平均寿命は男性全国14位、女性は22位です（厚生労働省／平成22年都道府県別生命表より。P53参照）。高い土地代、家賃を払って都会に住む人にとっては「なんだ、病院と医者がいくら多くたって、住民が長生きできるわけじゃないのか」という意味で「悲報」かもしれません。

もちろん都会の生活にも、田舎よりも「健康にいい部分」というのはあるのですが、少なくとも**「近所に医療機関がたくさんある」ということが、健康や長寿にはつながっていない**ようなのです。

むしろ、医療施設が整備されていない、あるいはあっても距離が遠くて病院まで時間がかかる、**ホタルが舞うような山間部のほうが、むしろ医療施設が身近にある地域よりも平均寿命が長い**のです。

これはいったいどういうことなのでしょうか？

東京都はいうまでもなく医療施設が充実し、非常に身近に多数あります。家の近所にもあるし、学校、職場の近所にもある。どこで体調が悪くなっても、ケガをしても、すぐに病院に駆け込んで医師の診察、治療を受けることができます。東京都には最新医療技術を提供できる大学病院も集中しています。しかし、その環境にあってなお、東京の住民が長寿とはいえないのです。**「医療施設を増やしても平均寿命は延びない」**という観点から「寿命と医療環境」について考え直すことは、健康寿命を考えるうえで非常に重要なポイントだと思います。

そもそも１９６５年以降30年間で、都道府県それぞれの平均寿命はどれだけ延びたのでしょうか。データを調べてみると、医療施設が整っている東京都、兵庫県、大阪府、京都府、神奈川県は、その延び幅が最も少ないのです。医療機関が多い都市部での寿命の延びはますます鈍り、医師不足・施設不足、医療格差という問題を抱えているはずの地方のほうが平均寿命の延び幅が大きい。この差は広がりつつあり、今後もますます顕著になっていくのではないかと考えられるのです。

◎最新調査でわかった健康維持に寄与する医療の役割

アメリカ保健社会福祉局は、２０１０年に、今後10年におけるアメリカ人の健康管理についてまとめた**「ヘルシーピープル２０２０」**を公表しました。これは今後10年ごとに見直されるもので、国家の健康政策の指針です。

アメリカが最初にこの「ヘルシーピープル」を発表したのは１９７９年。80年には、乳児死亡率を35％減らすことなど、２０００年には肥満を人口の25％から10％に減らすことなど、それぞれの世代についての具体的目標をかかげました。最新の２０２０年版ではアルツハイマーなどの認知障害などについてはもちろん、高齢者の健康、睡眠障害、バイセクシュアルに関すること、公共の場での健康など、新しいテーマも盛り込まれており、現在、そして近い将来にわたるアメリカ人とアメリカ社会の問題点に正面から向き合ったものとなっています。この「ヘルシーピープル」も、地域の医療環境について考察されていますが、**「健康維持に寄与する医療の役割は10％ほどである」**としています。「近くに大きい病院があるから安心だ」というのは、まったくの幻想で、むしろ「うっかり病気になっても簡単には病院に行けない」という、一般的にはマイナスの要素が**「自分で努力して健康でいなければ困るぞ！」**という気持ちにつながり、病気の予防につながる生活習慣を心がけ、自己管理を促す要因のひとつになっているかもしれません。

さらに重要なポイントは死亡率だけではなく、要介護割合です。目指したいのはたんに寿命を延ばすことではなく、「元気で、介護不要で、自立して生活できる期間」を延ばすこと。

これについても、私たちが研究発表した調査結果があります（『健理学のすすめ』ライフ出版社・2015年刊）。都道府県別に見た要介護認定者の割合と、その地域の介護保険料、医師数、保健師数、病院・病床数、特別養護老人ホーム在所者数、県民所得、高齢者の就業割合などを分析したものです。要介護認定者の割合が少なければ少ないほど、その地域は「健康で長生きしている人」が多いと考えられます。

どんな地域で要介護認定を受けた住民が多く、どんな地域で少ないのか、といったことを調べ、今後の対策に生かそうという目的で行われた調査ですが、その結果わかったのは、**「人口あたりの病院・病床数が少ない地域ほど、要介護割合が低い」**ということでした。

皮肉なことに、地域に病院が少なく、医師も病床も少ないほうが、平均寿命も健康寿命も高いという傾向があることがわかりました。

これはいったいどういうことなのでしょうか？

平均寿命や、健康寿命は、ひとつの要素だけで決まるわけではありませんから、単純に「病院・病床を減らせば寿命が延びて、要介護割合も減る」というわけにはいきません。

しかし、「少しでも体調に不安があったときにすぐ受診できる病院が多い地域」のお年寄りの寿命が長くないこと、しかも介護割合が高いことは厳然たる事実です。やはり、**医療環境の整備が行き届かない地域ほど、住民たち自身が健康意識を高く持ち、自分の健康を自ら守ろうとしているからこそその結果ではないか**、と私は思っています。

5　家の窓から樹木が見える

——緑が増えると寿命が延び、入院期間が短くなる——

◎緑の多い場所に住むのは健康によい

理由ははっきりわからなくても「緑の多い場所に住むことは健康にいいのではないか」と感じる人は多いと思いますが、実際にそのとおりです。

緑と健康は、不可分の関係にあるといえます。宅地造成などによる森林破壊が環境を悪化させ、景観を損ねるのはもとより、感染症の増加をもたらすという報告もあります。健康な生活を送るには、できることなら緑の多い場所に住んだほうがいいのは明らかです。もし、それがかなわなければ、せめて**定期的に森林の多い場所を訪れたり、森林浴をしたり、病後に森林の中で身体を癒す森林療法を取り入れてほしい**と思います。

私たちはもともと本当に緑の多い健康的な国土に住んでいるのですから、自信をもってそれをもっと満喫すべきではないでしょうか。都会では緑が失われつつあることが問題になっていますが、それでもわが国の森林における生物固有種は300以上も守られています。一方、イギリスや中国ではほぼ一桁台。ただし環境の豊かさとは、森林だけの問題ではなく、生物と自然が共存してこその豊かさであり、その大切さを自覚する社会、個人の意識の問題であり、それが結果的に人類の豊かさに連動しているのだと思います。

豊かな自然と四季に恵まれ、四方を海に囲まれた日本特有の環境は、病理学とは対極の「健康理学」の視点から見ても、死ぬまで元気で長生きするために、非常に「理」にかなった環境です。もっともっと、**日本の自然を、四季を愛し、その力を信じるべきです。**「迷信」とか「気のせい」ではなく充分なエビデンスのある科学的な事実です。

近年では、日本でも海外でも「森林療法」が、社会的つながりをつくる機会を提供する癒しの場として、また、世代を超えた交流を促す要素を持っているとして、注目されています。「森林療法」とは心身の病気予防、治療に森林を利用すること全体を指します。

森林がもたらす恩恵はさまざまです。

例えばヒノキの香りなどに含まれる爽やかな「森の香り」はフィトンチッドという物質で、ヒノキに限らずほとんどの木に含まれていますが、強い抗菌作用を持つことで知られます。またこの香りによって、副交感神経が優位になり、脳波もリラックスした状態になります。

◎集中治療室より森林療法で最期の時を

病気で手術を受けた後、窓から木がたくさん見える部屋にいただけで、回復が早くなり、鎮痛剤の服用回数も減った患者さんもいたそうです。

2泊3日の森林浴プログラムで、午前と午後2時間ずつ森林散策を行うと、がん細胞などを叩く体内のNK細胞が活性化し、数そのものも増えたという調査もあります。

イギリスの調査では、森林が大気汚染を減少させ、死亡率を低下させると同時に、病気になった場合の治療期間を短くさせることもわかりました。1平方キロメートルあたり2ヘクタールの森林があると、死亡する人が年間5～7人減り、入院治療の必要な人は4～6人減り、それによって、年間約2億円の経済効果があると試算しました。緑の力が健康維持だけでなく、経済効果をもたらす可能性を示唆しています。

ドイツでは、すでに森林療法に保険が使えるようになっています。社会ネットワークと森林療法との関連も、今後さらに明らかにされるでしょう。

日本でも、代替医療をはじめとして健康を幅広い視点から検討しようというプログラムが動き始めています。経済産業省は35億円の予算を確保し、全国にモデル展開しようとしているところです。

林野庁の支援を得て、森林療法にどの程度効果があるのかを検討した「森林医学」という冊子が刊行され、癒し効果の高い森の中をゆっくり散策したり、寝転んだりできる「森林セラピー基地」が展開されています。**2006年に林野庁が認定した「森林セラピー基地」は、2014年時点で全国に57カ所あり、さらに増やす計画だといいます。**

森林セラピー基地では森林セラピストの資格を持つ人が、森林浴などをガイドしてくれます。利用者はそこで森林ウォーキングのほか、さまざまな健康プログラムを楽しむことができます。

ただ「森林浴」は一時ブームになったものの、最近注目度が下がっており、活動がいまひとつ活発になっていないのが少し残念です。

森には天然の空気清浄機能、空調機能も備わっています。環境豊かな自然に身を置き、気持ちをオープンにすることで、五感が磨かれ、人間としての感度が上がることは間違いありません。

もしも自分の余命がもうあまり残っていない、ということがわかったら、私は集中治療室で延命治療を受けるより、欧米のように森林療法を選びたいと思います。

6

脳卒中で亡くなる人が多い県で暮らしている

——95歳、脳卒中でポックリ逝ければサイコーです！——

◎市民ボランティアが力を発揮した長野県の長寿

「長野県がＰＰＫのモデルケース」というと、ちょっと疑問を感じる人もいると思います。

長野県といえば、かつては脳卒中が非常に多いことで有名でしたから、その印象が強い方もいるのではないでしょうか。たしかに、長野県は昔から厳しい寒さと、タンパク質の摂取が少ないことなど特異な食生活が背景となって脳卒中が多く、１９６０年には、脳卒中による女性死亡率が全国1位だったのです。

しかし長野県はその後すぐさま県をあげた対策を打ち出して、学校で、職場で、家庭で、脳卒中の予防につながる指導を繰り広げました。地元医療機関、保健所、保健師たちが一丸となって冬の寒い期間、せめて一部屋だけでもあたためようという**「一部屋暖房運動」**や**「望ましい食生活改善運動」**を推し進め､それが大きな成果を出したものです。

こうした活動のなか、特に力を発揮したのが、保健補導員と呼ばれる市民ボランティアでした。彼らはそれぞれの地域で減塩の必要性や、どのように塩分を減らしておいしい料理を作るか、などについて説明し、健康診断の受診を呼びかける、といった活動を続けました。もともとは戦後まもなく、住民の衛生状態の改善をしようにも手が足りなくなっていた保健師を住民が手伝ったのがきっかけだったそうです。

１９７０年代、長野県の脳血管疾患による死亡者数の多くは、壮年者や前期高齢者で占められていました。しかしその後30年間にわたる推移を見ていると、この壮年代の死亡率は激減していることがわかります。一方、後期高齢者の死亡者数は増加傾向にありますが、これは脳血管障害による死亡年齢が、より高齢者へとどんどんシフトしていったことを示しており、長年続けられた「食生活改善運動」「一部屋暖房運動」のみごとな成果であるとみるべきでしょう。

結果的に長野県では、老衰で亡くなる人が増え、これこそ「ＰＰＫ」のモデルケースといえるのではないでしょうか。

長野県で生まれ育ったある方がこう言っていました。

「95歳で、脳卒中で死のう！」

いまも、長野県は男女ともに、脳卒中の死亡率は全国の都道府県の中では高い傾向を示しています。しかしながら、人間には寿命があり、いつの日か必ず何かしらの病気になって、誰もが死んでいきます。

誰ひとり、死から逃れられるわけではないことを思えば、「95歳・脳卒中」は、まさに理想的な死かもしれませんね。見事な最期、見事なＰＰＫです。

◎長野県の医者の収入は最低レベル

ただし、95歳以上の高齢になってから脳卒中でコロリと逝くのは結構なことだと私は考えますが、壮年期あるいは老年期になって、脳卒中、すなわち脳梗塞、脳出血といった脳

■脳血管疾患による死亡数（人／人口10万人あたり）

	男性	女性
長野県	151.1	167.7
全国	103.3	107.1

■脳血管疾患の退院患者の平均入院日数

	平成8年	平成11年	平成14年	平成17年
長野県	65日	58.5日	61.7日	63.9日
全国	119.1日	110.1日	102.1日	101.7日

※出典／厚生労働省「平成 17 年人口動態統計」「平成 17 年患者調査」および長野県「長野県の保健・医療分野における現状と課題」より

血管障害を発症し、一命は取り留めたものの、身体が不自由になったり、寝たきりになったりというケースも少なくないことは特に付け加えておきたいと思います。

長野県では、このほかにも住民が中心になった予防対策として、食生活改善推進協議会、さらに県の食生活改善推進員による、食生活を含む健康づくりの活動も行われています。

保健師の数は全国トップレベルで、予防活動には最もお金をかけています。こうしたさまざまな活動が、長野県の健康長寿に大きく寄与した可能性が高いのです。

ただ、疾病の予防に成功すればするほど、医療機関や医師の収入が減少するのがわが国の医療制度の特性です。事実、**長野県のひとりあたりの医療費は全国で最少レベルであり、したがって医者の収入も最低レベルです。**

それにもかかわらず、すぐれた地域医療活動が予防活動と連動して推進されてきたことは、賞賛されるべきことです。人格の高い医療関係者が多く、世界に誇れるほどの活躍をなさっているのです。

7

公民館によく出かける

——人口あたりの公民館が多い地域は寿命も長い——

◎長野県は公民館の数もダントツで全国一

長野県が長寿でしかも健康寿命が長いことの理由のひとつとして、予防医学の知識や意識が長年の地域医療活動で浸透していることが挙げられますが、ほかに勤勉な県民性や、学習意欲の高さも挙げられます。もともと長野県は教育熱心な地域といわれていましたが、地域の生涯学習の拠点ともなる公民館数は全国1位、人口100万人あたりの公民館は843・3館もあります。全国平均は234・2館ですから、ダントツの多さです。ちなみに、2位は山梨県の618・4館、3位山形県は498・3館となっています。

公民館が少なく、生涯学習にあまり力を入れていない地域は寿命が短いことがデータからも見てとれ、やはり**「学習意欲」と「寿命」は関連している**と考えられます。

公民館というのは、その前身を含めると非常に長い歴史を持っています。江戸時代の地域コミュニティ拠点だった「村屋《むらや》」「行屋《ぎょうや》」に代わって、明治になってから各地に作られたのが公民館です。地域の住民が集まりあれこれ話し合いをしたり、レクリエーションを楽しんだり、祭りの準備をしたり、子どもたちの行事があったり、同じ趣味を持つ仲間が集まって活動したり、勉強したりできる、最も身近な生涯学習の場でもあります。時には会議室、時にはカルチャーセンター、時にはカフェの役割、また防災の面でも大きな役割を果たしています。高齢者や障害者のための福祉活動、課外活動も公民館が拠点となることが多いものです。

子どもたちから高齢者まで、障害の有無を問わず、幅広い年代の人が公民館で出会い、お互いに学び合う貴重な機会を提供してくれる場ともなっていることはご存じのとおりです。

最近では、「公民館」という名ではなく、「生涯学習センター」「地域センター」と呼ばれたり、独自の愛称をつけたところもありますが、幅広い世代にもっと立ち寄ってほしい、という気持ちのあらわれのひとつだと思います。

公民館が多い地域は、それに伴って生涯学習活動が盛んです。学ぶ場が身近にあれば、学習機会が増え、実際に学んでみることでさらに新しい興味が生まれます。見逃せない点は、**学習することで知識を増やすだけではなく、人と出会い、交流し、学び合い、楽しみ合うことができる**ことです。常に新鮮な好奇心を持ち、多くの友人を持つ人は、年を取っても若々しく、老け込みません。

知的好奇心を持ち続け、死ぬまで何かを学びたい、という「心の健康」が、脳も身体も若々しいままに保ってくれるのだと思います。

刺激のない生活は運動不足を招き、かえって疲れやすくなるため、横になることが増えてしまいます。そのことがさらに体力の低下を促進し、悪循環の結果、身体の疾病だけでなく、精神的な疾患につながってしまうのです。

◎テレビを見すぎると寿命が縮む！

「成人が寝転がってテレビを見る時間が最も長い県の平均寿命は、最も短い傾向を示す」という調査結果があります。

また、オーストラリアのクイーンズランド大学公衆衛生学部の調査ですが、テレビの視聴時間が寿命に影響するという研究結果もあります。彼らの推定では**オーストラリア人が喫煙をやめると平均余命が4年延び、テレビを見るのをやめると、男性で1・8年、女性で1・5年延びる**としています。

テレビの視聴は運動不足につながるだけではなく、さらに脳の高度なネットワークが休んでしまうために認知症のリスクも高まるとしています。25歳以上の成人対象の調査によると、**1日の視聴時間が6時間クラスの人は、まったく見ない人に比べて平均余命が4・8年短い**こともわかったそうです。

日本人の平均テレビ視聴時間は平日3時間28分、日曜日は4時間9分（NHK／日本人の生活時間・2010）です。

高齢者はこの時間がもっともっと長くなりがちです。

家にとじこもりがちで、起きている間は朝から晩までテレビの前に座りっぱなし、という人も珍しくありません。そのうちに、筋力も脳も衰え、ますます外に出たくなくなる。

その悪循環の根源にあるのは、やはり「することがない」ということでしょう。

「今日、行くところがある」「今日、用事がある」

このことがさまざまな健康課題を解決する出発点ではないでしょうか。

健康課題を解決する能力が高まることを**「エンパワーメント」**といいます。生涯学習は、生涯にわたるエンパワーメントを強化するために、最も大切にされるべきことだと思います。

まず自分でできることは、「公民館なんかどうせおもしろくない」などと敬遠せず、地域の拠点を見物に行ってみることです。カルチャーセンター顔負けの講座が用意されていたり、楽しい企画が盛りだくさんなことに驚くかもしれません。

それが健康寿命を延ばす、第一歩です。

8

標高が高い地域に住んでいる

――標高1000メートルにつき寿命が1～2年延びます――

◎平均寿命の長い県は自然が豊か

私の専門は「健康科学」です。40年以上、人間が元気で長生きするにはどうすればいいのか、について調査や研究を重ねてきたわけですが、**間違いなくいえるのは、健康や長寿を支えているのは医療だけではない**、ということです。

事実、日本全国を見わたしてみると、前述のとおり医療施設が整った都会よりも、ホタルが舞う無医村地域のほうが平均寿命が長いことが多いのです。医療機関や医師の数を増やすこと以上に、住民の生活環境や、社会的な交流、夢や生きがいを持って暮らしているかどうかのほうが大切であることは明らかです。

日本の都道府県で、長年にわたり平均寿命第1位を保ってきたのは東京都でした。しかし、それも1980年までです。その後は他県に追い抜かれ、2010年の調査では男性が14位、女性は22位です。

■都道府県別平均寿命ランキング

男性			女性		
ランキング	全国	平均寿命 79.59	ランキング	全国	平均寿命 86.35
1	長野	80.88	1	長野	87.18
2	滋賀	80.58	2	島根	87.07
3	福井	80.47	3	沖縄	87.02
4	熊本	80.29	4	熊本	86.98
5	神奈川	80.25	5	新潟	86.96
6	京都	80.21	6	広島	86.94
7	奈良	80.14	7	福井	86.94
8	大分	80.06	8	岡山	86.93
9	山形	79.97	9	大分	86.91
10	静岡	79.95	10	富山	86.75
11	岐阜	79.92	11	石川	86.75
12	広島	79.91	12	滋賀	86.69
13	千葉	79.88	13	山梨	86.65
14	東京	79.82	14	京都	86.65
15	岡山	79.77	15	神奈川	86.63
16	香川	79.73	16	宮崎	86.61
17	愛知	79.71	17	奈良	86.60
18	石川	79.71	18	佐賀	86.58
19	富山	79.71	19	愛媛	86.54
20	宮崎	79.70	20	福岡	86.48
21	三重	79.68	21	高知	86.47
22	宮城	79.65	22	東京	86.39
23	埼玉	79.62	23	宮城	86.39
24	兵庫	79.59	24	香川	86.34
25	山梨	79.54	25	北海道	86.30
26	島根	79.51	26	長崎	86.30
27	新潟	79.47	27	鹿児島	86.28
28	徳島	79.44	28	山形	86.28
29	群馬	79.40	29	岐阜	86.26
30	沖縄	79.40	30	三重	86.25
31	福岡	79.30	31	愛知	86.22
32	佐賀	79.28	32	静岡	86.22
33	鹿児島	79.21	33	徳島	86.21
34	北海道	79.17	34	千葉	86.20
35	愛媛	79.13	35	兵庫	86.14
36	茨城	79.09	36	鳥取	86.08
37	和歌山	79.07	37	山口	86.07
38	栃木	79.06	38	福島	86.05
39	山口	79.03	39	秋田	85.93
40	鳥取	79.01	40	大阪	85.93
41	大阪	78.99	41	群馬	85.91
42	高知	78.91	42	埼玉	85.88
43	長崎	78.88	43	岩手	85.86
44	福島	78.84	44	茨城	85.83
45	岩手	78.53	45	和歌山	85.69
46	秋田	78.22	46	栃木	85.66
47	青森	77.28	47	青森	85.34

※出典／厚生労働省「平成22年都道府県別生命表」より

急速に平均寿命が延びた県は秋田県、山形県、岩手県、富山県、熊本県、石川県、大分県、長崎県でした。

これらの県に共通していえるのは、まず**比較的県内の自然環境が保たれている**、という点です。

厚生労働省は「市町村別に見た標準化死亡比」という調査結果も出しているのですが、これを見てみると、都道府県別だけではなく、市町村レベルで「どの地域の死亡率が高いのか」がわかります。日本地図に重ねて見てみると、自然条件との関連がさらによくわかるのですが、この調査でも、とりわけ死亡率が低く長生きの地域は、熊本県と、フォッサマグナが日本列島を縦断し3000メートル級の高山がそびえる地域、そしてもうひとつが沖縄県です。フォッサマグナの地域はもちろん、熊本県も阿蘇山を擁し、県内の標高が比較的高い地域で、一方の沖縄県は美しい海に囲まれた地域です。

これらの調査から見ても、**死亡率が低い長寿地域は、いずれも海山の自然に囲まれ、きれいな水、新鮮な空気、心が安らぐ緑が多い地域である**ということが非常によくわかるのです。

私たちは１９９５年に全国８０８の自治体の標高と平均寿命との関連を調査したことがあります。その結果、**標高が１０００メートル高くなるごとに、男性は平均２歳、女性は１歳長生きしている**ことがわかりました。長野県内については、いずれの市も高い標高に位置するほど、平均寿命は、男女ともに長寿傾向を示しています。

逆に海抜ゼロメートルに近い自治体、特に都市部では、平均寿命が低い傾向を示していました。

高度成長期以降の数十年で、急速に自然が失われていった東京や大阪よりも、標高が高い、あるいは美しい海などの自然が残る田舎に暮らす人のほうが長生きできる、ということです。

もちろん、これだけですべてを説明できるわけではありません。標高が高いから、海があるからといっても、近くにゴルフ場や工場などが多ければ、そこに使われる除草剤や排水などによってきれいな水や空気などの環境が損なわれている場合もあります。

自然環境が重要であることは間違いありませんが、標高が高い地域がなぜ長寿なのか、都市部がなぜ短命傾向なのかについては、さらに本質を明確にする詳細な調査研究が必要です。

◎地域住民との交流や安心感も長寿のポイント

田舎のほうが長生きできることの理由は、「豊かな自然」だけではないはずです。

例えば都会では考えられないことですが、**田舎には、玄関に鍵もかけずに暮らしている家が多くあります。**住民同士がみな顔見知りで、「不審な人」「普段見かけない人」などが地域内をうろついていたら、ものすごく目立つし、すぐに話が広まります。

隣の住民の顔も知らぬまま「泥棒」「空き巣」を心配して、家にいるときもしっかりと内鍵をかけ、徒歩で20メートル先のコンビニに行くときもガッチリ鍵をふたつかけるのが当然という都会とは大違いです。入り口がオートロックのマンションであっても玄関ドアを開けっ放しにする人はほとんどいないでしょう。

こうしたさまざまなストレスは、都会人の寿命を縮めているのかもしれません。

林立するビルの谷間で大気汚染、水質汚染などの影響を受け、どんどんつながりが希薄になる都会でセキュリティに神経をつかう暮らしは、どれだけ室内が「安全」「清潔」「快適」に保たれていたとしても、住民の寿命を延ばすことにはつながっていないということです。いくら医療環境や屋内環境だけが整っていても、そのマイナスを解消することはできていない、といえるのではないでしょうか。

9

子どものころから手洗いとうがいを何より大事にしている

――結核の減少は、ＢＣＧ、抗結核薬以上に「清潔な生活」と「豊かな食生活」が最大要因だった――

◎世界の人間の死因第1位は感染症

「長生き」というと、生活習慣病予防が大事といわれ、心筋梗塞や脳梗塞を防ぐために、運動しろ、健診を受けろ、食事に気をつけろ、痩せろ、血圧と血糖値とコレステロール値を下げろ、とあれやこれやと「指導」されるわけですが、まず**グローバルに見ると、人間の死因のダントツ1位は微生物感染症です。**その数1500万人（WHO2003年調べ）。この年の死者は5700万人ですから、どれほど感染症による死者が多いかおわかりでしょう。

元気で長生きするためには、まず自分の身体を清潔に保つこと、それが実は本当に大事なことです。例えば、子宮頸《けい》がん予防もワクチンの接種以上に、シャワーで清潔にすることが大切です。これはすべての感染症についていえることです。

生活習慣病というのは本来「先進国」の問題です。日本人の死因は、1位がん、2位心疾患、3位肺炎で、4位が脳血管疾患。高齢者の死因の2割は、風邪をこじらせたことによる肺炎です。**抗生物質を手軽に入手できる先進国の代表である日本でさえ、死因**

の3位が感染症なのです。さらに現在では、院内感染、多剤耐性菌の問題も出てきています。

感染症の最大の予防こそが「自己免疫を高める」ことと「清潔」です。けっして、**「うがい、手洗い」**をはじめとする清潔を保つ習慣をおろそかにせず、むしろ中高年になってからはより気をつかってください。肺炎球菌ワクチンを受けなくては、と思う前に、日々の手洗い、バランスのいい食生活が大事です。高齢者はタンパク質を意識的に多めに摂ってください。

そして、うがいだけではなく、**歯磨きをきちんとする、歯科医で定期的に口腔ケアをする、室内をきちんと掃除する、清潔な衣服を身につける、食材を適量、適切に管理するといった「清潔の意識」**は、肺炎はもとより、多くの感染症から身を守ってくれるのです。ちなみに、私は風邪を引いても、抜歯をしても、抗生物質は一切使いません。

◎結核による死亡率はなぜ低下した？

現在、70代以上の方であれば、第二次世界大戦前後、日本の主要な死因のひとつが慢性感染性疾患である結核だったことをご記憶かと思います。1950年ごろまで、結核による年間死亡者は10万人を超えていましたが、2013年の死亡者は2084人です。では、その死亡率は戦後、なぜ低下したのでしょうか？　多くの方は、予防接種の普及や、抗結核薬の開発によるものだと思っているでしょうが、実は必ずしもそうではありません。結核を含むその他の感染症については、薬物療法の役割はそれほど大きいものとはいえないのです。

天然痘、ポリオについては、ワクチンの開発が大きな効果を上げ、使用されるようになった直後に死亡率が激減したのは事実ですが、そのほかの**大多数の感染症が撲滅されていった背景には、ワクチンや治療薬以上に、まず、上下水道の普及、手洗いなど、世の中の衛生状態がよくなり、栄養の豊かさによって自己免疫力が高まり、細菌やウィルスと戦える力が高まったことが非常に大きな要因**として挙げられます。

特に、日本の経済成長を背景に、国民のほとんどが新鮮で栄養のある食事を摂取できるようになり、栄養状態がよくなったことが大きく寄与し、身体の免疫活性化を促したのです。それによって、感染しにくく、感染しても発病しない、または発病しても死亡することが減っていきました。

国民の健康レベルを押し上げるために医療がどのような役割を果たしてきたかを知るには、英米で感染症の死亡率が低下していった時期と、薬物の使用が始まった時期とを比較するとよくわかります。

実はすぐれた臨床効果を示す抗結核薬や、予防のためのＢＣＧが使われるずっと前から死亡率は徐々に低下し続けていたのです。

感染症対策として活用されてきた多くの抗生物質やワクチンは、死亡率が限りなくゼロに近づいたあとから使用されていたことがわかっています。つまり抗生物質やワクチンが感染症を撲滅させたというわけではないのです。食の豊かさや上下水道の整備により、ウィルスや細菌がどんどん減少してきたことで死亡率を下げたといえます。

現在でも、感染症による死亡率が高い国の最大の課題は、予防接種や特効薬が行き渡っていないから、ということではなく、何よりもまず、**清潔な水がなく、身体を清潔にすることが病気予防につながるという知識が浸透していない**、ということなのです。

感染症を撲滅するためにまず基本的に最も大切なのは、手を洗ったり、新鮮な食材を使ったり、身体を清潔にするなどのセルフケア。そして上下水道の整備を含めた環境整備が不可欠であり、安全な水の供給体制が不可欠であるということになります。

このような現象は、他の先進諸国にも当てはまる現象で、結核以外の感染症の場合でも同様の傾向がみられています。

このことから、今後の発展途上国への感染症対策として、抗生物質やワクチンをやみくもに使用しても本質的な解決にはつながらないことが容易に想像できると思います。

医学的な支援の前提として、上下水道の整備と合わせて、その地域の文化に合わせた栄養学的な支援と、動物・鳥・微生物・昆虫などの生態が共生できる環境づくりが大切です。

また、それ以前の大前提として、セルフケアの向上のためには、識字率を高めていく教育的支援を早急に進めることが課題といえます。

10

犬や猫などのペットを飼っている

——ストレスを軽減、血圧も下がり、免疫力もアップする——

◎ペットと触れ合うとストレスホルモンが減る

「ペットを飼うことは、子どもたちの健全な成長にとっても、高齢者が健康的に年を重ねるためにも重要である」とは、世界トップクラスのペット研究で知られる英国ウォルサム研究所発行の『人と動物の関係学ポケットブック』の冒頭に書かれている言葉です。

その中で紹介されている研究結果のひとつに、ある種の心疾患で入院した患者の1年後の生存率とペット飼育率との間に、明らかなプラスの相関関係があったことが挙げられています。では、いったい動物と人とのどのような関係が要因となって、健康に対する好ましい効果が現れたのでしょうか。

多くの研究者がその理由として挙げたのは、ペットから社会的な支援が得られ、その心の支えが日常生活で生じるさまざまなストレスの緩衝作用となる、というものです。

ペットとともに暮らしている人は、年代を問わず、ストレスに対する生理反応がより健全で、安静時の心拍数や血圧が低いだけでなく、軽度のストレスに対する心血管系の反応性が低く、また回復が早いことも報告されています。

また、慢性的な精神的ストレスは、心血管系に影響を及ぼすだけでなく、ストレスホルモンであるコルチゾールの放出を増加させ、免疫機能を低下させてしまいます。ところが、**ペットと触れ合うことで、コルチゾールの濃度が低下し、不安感が軽減される**という複数の報告がなされています。

人とペットが良好な関係を持っているときに、快感ホルモンであるオキシトシンの濃度が最高値になるという研究発表もあります。オキシトシンは、例えばお母さんと赤ちゃんのように人間同士が親密な身体接触をしているときにも放出され、ストレスホルモンのコルチゾールが作られるのを抑制してくれます。

私たちはペットと触れ合っていると、なんとなくリラックスした感情を抱きますよね。それは、このストレスホルモンの抑制作用と、どうも関係があるようです。

ペットと人間は古くからの友達です。

ペットとして犬が人間に飼われていたことを示す考古学的遺跡が、イスラエルと北ヨーロッパで発見されており、約1万2000年前くらいのものと推定されています。

また猫についても、少なくとも9500万年前からペットとして飼育されていた証拠が地中海のキプロス島で出土しています。犬や猫と人間との良好な関係は、はるか数千年前に遡ることができるのです。

ペットと一緒に寝ると、熟睡・安眠できるという報告もあります。

これは、『GO WILD 野性の体を取り戻せ！』（ジョン J・レイティ他著／NHK出版）に紹介されているエピソードです。

大昔、夜間に猛獣が襲ってくるなどの危険が迫ったときに、人と一緒に暮らす犬などのペットが先に気づき、吠えたりして人に知らせてくれました。だから、ペットが近くですやすやと安眠しているときは「安全である」という情報が私たちのDNAに刻まれているため、人も熟睡できるというのがその理由です。

◎ペットが築いてくれる運動習慣や地域との交流

例えば、犬の散歩を少しだけ増やす（1週間あたり90分程度）だけで、冠動脈疾患、糖尿病、大腸がんなど多くの疾患の発生が大幅に低下し、医療費が減らせること、さらに、犬と散歩する人には肥満が少ないことも報告されています。

犬とともに生活している高齢者は、そうでない高齢者に比べて身体的活動が高く、それが長く持続する傾向にあるといえます。

いま犬を飼ってない方でも、シェルター犬やセラピー犬の散歩などをボランティアで引き受けたりしてみてはいかがでしょう。このような活動によって、**高齢者の歩行速度や歩行距離に改善がもたらされる**ことも明らかになっています。

アメリカでは65歳以上の男女のほとんどは自立した生活を送っていて、推定ではそのうちの14%がペットと暮らしているそうです。

ペットは高齢者にとって活力を維持し、引きこもりを防ぎ、行動的であり続けるための強い動機づけとなります。また、食事や散歩など、日々ペットの世話をすることは、健康長寿を目指す強い目的意識にもなるはずです。

私たちが実施した、全国16市町村に住む高齢者2万551人を対象とした2年間の生存追跡調査結果から、**犬猫を飼育するだけではなく、犬猫の世話をよくする高齢者は、より長生きしている**ことが、世界で初めて明らかになりました。

また、年をとると社会的ネットワークへの参加が少なくなりますが、動物を連れて町を歩いていると、近所の人だけでなく、知らない人とも自然と会話を交わすようになり、友人・知人ができていくでしょう。そして、ボランティア活動やお茶会などの、新しい「きょういく」と「きょうよう」が増えていけば何よりのことと、私は考えます。

そういった社会的ネットワークの充実が、心身の健康と密接に結びついていることは近年の研究で立証されています（P81参照）。

一方で社会的交流が低下した高齢者でも、**ペットとのつながりが強い人は、そうでない人と比較して、直近の疾病発症率が低い**という報告もあります。

11

医者が嫌いだ

――医療に依存して薬漬けになると早死にする――

◎早期発見・早期治療に潜むワナ

「お医者さん」は「エライ人」「怖い人」と思う人が少なくありません。特に高齢者の方にとっては、地位も高く、収入も高く、地元の名士で、「命を助けてくれる立派な人」という意識が強いのではないでしょうか。

けれど、大病院に勤める医師たちの中には、常に周囲から「先生」と呼ばれ、他人に指示や命令を出し続けることに慣れて、傲慢になり、エラそうな人が多く見られます。

患者は、医師を恐れ、血圧が前回より下がっていないことを指摘されて「すみません」と謝ってしまったりすることさえあります。「なぜ指導が守れないのか」と患者を怒る医師もいるそうです。薬を減らしたいと申し出ても「この数値は飲まないとダメですね」と言われて聞いてもらえず、そもそもそんなことを言い出したらそれだけで怒られそうな空気だ、という場合もあるでしょう。

こんな雰囲気の中で、お年寄りは自分の意見も言えず、ろくに質問もできないで、ただただ、言われたとおりに薬を飲むことになってしまいます。

それで病気にかからず、健康寿命がうんと延びて、お年寄りも納得できるのならいいですが、現実はそうではありません。

健康寿命を保つための方策として、1次予防、2次予防、3次予防という考え方があります。1次予防は生活習慣の改善、2次予防は病気の早期発見・早期治療、3次予防は病後のリハビリや社会復帰支援のことを指しますが、**これまで、日本の医療が国民の健康づくりのために最も重視してきたのが2次予防、つまり「早期発見・早期治療」です。健診を受けろというのもそのためです。**

しかし、それで本当に病気は減らせたのでしょうか。

実は、疾病を早期に発見し、早期に治療した人が、そうしなかった人と比べてどれほど死亡率を低下させることができたのか、科学的に吟味されないまま、今日まで全国の市町村に普及されてきたのです。

「それはおかしい」と思うのは、私だけではないはずです。

また、手段にすぎない健康診断の受診率を高めること＝予防活動と評価され、いつの間にか受診の達成率が目標になり、肝心の病気の見落としへの対応や、受診者に対する健診結果の不安を軽減させる支援については、必ずしも充分ではありません。手段を目標にしてはいけないのです。

血圧が高い受診者や肥満と判定された受診者を**「異常者」**と呼ぶのは間違っています。

1次予防活動の判定についても同様です。

「悪い食生活」「悪い生活習慣」といった判定を受けた受診者の心情については無関心、ないしそのような価値観に基づいた診断を無批判に行ってきた傾向があります。

さまざまな身体的な機能低下を第三者から見た「異常」という判定で捉えるのは、本人の主体性を重視せずに、専門家主導型の健康管理活動を続けてきた名残といえるでしょう。**本来、出てきた診断結果に「良い」「悪い」「正常」「異常」といった価値をつけるのは、受診者本人であるべきです。**

医者は病気になった人を助ける仕事をしています。それを否定するつもりはありません。しかし、医者に「頼りたい」「すがりたい」という心理状態の受診者に対して、価値付きの判定をもとに生活習慣の改善を強いることは、どうも違うと思うのです。

言い方を換えれば、受診する側も、「病気の専門家なのだから、お任せしておけば大丈夫」という認識を改めるべきです。医者の言うことをなんでも信じて一喜一憂するのではなく、診断結果を合理的に受け止めることが大切です。

世界的に見ても、生活習慣を改善することでどれだけ死亡率が低下したかといった追跡調査が、実は米国とフィンランドで行われています。

◎検診に行かない人のほうが長生き!?

フィンランドでの研究結果は、非常に興味深いものがあります。

管理職男性1222人に対して、健康にとって好ましい生活習慣へと行動を変えるように促した「介入群」と、生活習慣を変えるように促さなかった「放置群」の、その後を追う調査を実施したところ、「介入群」は、全体で見た総死亡率が減るどころか、統計学的に有意に増加していたのです。

調査を開始してから15年間で、「介入群」の612名のうち67人が死亡したのに対して、「放置群」は610名中46人しか死亡していません。このことから、好ましい健康習慣への行動変容を促す教育は、生存を低下させることが立証されたのです。

要するに、**医者の言うことに素直に従った人よりも、「健診なんかムダだから行かない！」という人のほうが長生きだった、**という皮肉な結果です。

もちろん検査結果をすべて無視しろ、医師の言うことは絶対に聞くな、というわけではありませんが、この調査結果は頭の中に置いておいてください。

健診の数値や、結果表を見ながらああだこうだと指導する医師のしかめっ面を、あまり深刻に受け止めすぎないことです。**「暴飲暴食はしないようにしよう」「毎日運動は続けよう」「早寝早起き」「よく学び、よく遊ぼう」**と、ごく当たり前のことを自分で心がけ、体調が少し悪かったら自分で**「栄養があって、消化のいいものを食べて、とりあえず早寝しよう」**といった生活で、健康は守れます。

どこも体調は悪くないのに、ちょっと血圧が高かったからといって、医師に叱られてシュンと落ち込むことなどありません。そのほうがずっと身体に悪く、寿命が短くなりますよ。

12 かかりつけの歯医者さんを持っている

――口腔ケアをきちんとしている人は長生きする――

◎歯が丈夫な人は長生きできる

みなさん、歯の主治医はいますか？　夜、寝る前に、きちんと歯磨きをしていますか？　歯の健康が高齢者の生活の質や、死亡率にも関わることはよく知られるようになりました。日本歯科医師会、厚生労働省は、**「80歳で20本以上、自分の歯を残そう」**という**「8020運動」**を推進しています。2015年に日本歯科医師会が公開した資料によると、80歳で残っている歯の数は平均14本。厚生労働省などの推進目標は20本で、達成率はいまのところ35％です。ただ、それでもどんどん数字は改善しており、若い世代には口腔ケアの大切さが高齢者以上に浸透してきていますから、いずれ目標も達成できるのではないかと期待されます。

通常の歯磨きでは歯と歯の隙間の汚れは取り切れません。どの世代の方も、寝る前には**歯間ブラシ**も使って、歯と歯の間をしっかりブラッシングしてください。**月1回の予防歯科検診もおすすめです。**そうすれば、年を取っても歯が残ります。**歯が丈夫で、おいしいものを食べられるほど、長生きします。**

正しい口腔ケアには、健康な歯の維持のほかにも、嚥下《えんげ》障害の維持・改善の効果があり、さらには高齢者の肺炎の70%を占める誤嚥性肺炎の予防にも役立ちます。

また、歯の病気の中で最も怖いのは歯周病菌ですが、歯周病を治療せずに放置するのは、歯を失うこと以上に命を危険にさらすことになります。**歯周病菌が糖尿病や脳梗塞、心筋梗塞といった内臓疾患を引き起こし、最悪の場合は死に至る恐れがあるのです。**

特に高齢の女性には骨量が減少して海綿状になり、もろく折れやすくなる骨粗鬆症《そしょう》が増えますが、歯周病になった歯肉で産生されるサイトカインには、骨代謝に影響を及ぼすものがあるとされており、歯を失うことと骨密度の減少には関連があるという研究報告もあります。

すでに骨粗鬆症になっている人が、さらに歯周病になると症状が進行しやすくなる可能性もあるといわれています。

歯周病にせよ、虫歯にせよ、適切な治療を行ったあとも、月に1回、美容院に行く感覚で歯のメンテナンスに歯科医を訪れ、歯周病菌のつかない歯にする。そのシンプルなケアの繰り返しが一生自分の歯で食事をする最良の方法です。

そのためにぜひとも持ってほしいのが、**予防重視の「かかりつけ歯科医」**なのです。「かかりつけの近所の内科医」「かかりつけの整骨医」を持つ人は多いと思いますが、「かかりつけ歯科医」の大切さを絶対に忘れないでください。

◎健康長寿のために「かかりつけ歯科医」を持とう

都市部に住む65歳以上の在宅高齢者を「かかりつけの歯科医がいる」群と「いない」群に分けて追跡調査し、その後、6年間の累積生存率を追ったところ、かかりつけ歯科医の有無による生存率は、**「かかりつけ歯科医がいる」群の男性が83・4％に対して、「いない」群は79・3％、女性は91・0％に対して79・7％**であり、「かかりつけ歯科医を持つこと」が、生存維持、つまり長寿につながる可能性が世界で初めて示されました。

また、かかりつけ医師を持つ人がたんなる長寿ではなく、「健康長寿」であるかどうか、3年後の要介護認定割合との関連を分析したところ、介護が不要だったのは、「かかりつけ歯科医がいる」群の男性で94・0%に対して、「いない」群は91・6%、女性は90・8%に対して81・3%でした。

また、重度の介護を要する介護度4、5の認定を受けた人の割合は、「かかりつけ歯科医がいる」群の男性で1・1%に対して、「いない」群は2・0%、女性は1・5%に対して4・5%で、「かかりつけ歯科医がいる」人は、「いない」人に比べて介護を必要としない割合が高く、さらに、重度の介護を必要としない割合が高いことがわかりました。

ただし、若い歯科衛生士しかいない歯科医院の受診はなるべく避けましょう。**ベテラン歯科衛生士がいて、できるだけ歯を抜かない・削らない、という方針の歯科医へ行ってください。**

歯を残せばおいしくものが食べられ、それだけ豊かな人生が送れます。

13

友だちがたくさんいる

——孤独な人は早死にする——

◎社会的に満たされた状態が人を長生きさせる

日々の健康習慣だけでなく、私たちが持っているリソースのひとつ、社会的ネットワークが、心身の健康と密接につながっていることも、近年の研究によって明らかになっています。

感染症や喫煙などの個人的要因よりも、「人とのつながり」が多いほど人間は長生きする、ということがはっきりしてきたのは1980年代以降、その最も先駆的な研究として知られているのが、社会的ネットワークと死亡率との関連性を示したアメリカの心理学者リサ・バークマンの追跡研究です。

それに先立ち、第二次世界大戦後にWHO（世界保健機関）は**「健康とは、肉体的、精神的、社会的に満たされた状態である」**と定義しました。それ以前からも、**孤独な人は早死にすることが多い**というのはわかっていたのですが、社会から孤立せず、**「社会的に満たされた状態」**であることが、どれだけ人の寿命に影響するのか。あるいは、**人間の健康にとって、「肉体」「精神」「社会」のうちどれが一番大事なのか、**といったことはまだまだはっきりしていませんでした。

そうしたなかで行われたのが、バークマンらのコホート調査（＝特定の要因を持つグループと持たないグループを一定期間追跡し、研究対象となる疾病の発生率を比較することで、その要因と疾病発生の関連を調べる、分析疫学における調査のこと）でした。彼女たちはカリフォルニア州のアラメダにおいて、30歳から69歳の男女6928人を対象に、9年間にわたる調査を行いました。


「結婚しているか」

「家族・友人と頻繁に会っているか」

「教会に通っているか」

「何かの集団に所属しているか」


といった項目について詳細に調べ、「社会的ネットワーク指数」を考案したのです。

その結果、**どの年齢層においても、男女ともに社会的ネットワークの少ない人のほう**

が、社会的ネットワークの多い人、つまり社会的ネットワーク指数が高い人に比べて死亡率が高く、所得や身体的な状態をコントロールしたとしても2倍以上であることがわかりました。

つまり**「肉体」「精神」「社会」のうち、「社会的つながり」は特に重要**なのだ、ということが明らかになったのです。

私たちの研究グループの調査でも「知人・友人ないし親戚との付き合いはどの程度ですか?」と質問し、「とても多い」「まあまあ多い」「ふつう」「少ない」の4つの選択肢で答えてもらったところ、**家族や友人、親戚、隣人など、幅広い人と付き合いのある人のほうが、その後の生存が長くなる**ことがわかりました。

近所付き合いがめんどう、親戚付き合いがわずらわしい、と何もかも避けていると、どんどん寿命が縮まるわけです。多少めんどうなオジサンやオバサンの相手をしなくてはならなくても、それが健康につながると思えば、気持ちも変わってくるのではないでしょうか。

社会的ネットワークは、たんに知り合いが増えたというだけではなく、それによって

安心感、信頼感、自己肯定感、希望といった情緒的変化を与えてくれます。さらに、お互いの関係性の中で、ものやお金、情報を得られる、といったメリットもあります。

こうした研究はさまざまな角度から進められるようになりました。社会的ネットワーク指数が高い人ほどストレスや逆境に強いこともわかっています。イギリスで35歳から55歳の公務員、男女1万人を対象とした調査でも、社会的ネットワークから得られるさまざまな支援が慢性的なストレスを緩和する効果があることが報告されています。

とにかく、**健全な「社会的つながり」をたくさん持つ人は明らかに長生きで、つながりがないこと、孤独であることは、タバコやお酒、肥満や運動不足よりずっと健康長寿から遠ざかるということです。**

◎元気で長生きの秘訣は「どんどん外に出ること」

２０１１年の厚生労働省の調査でも、ひとり暮らしをする高齢者の64％が「近所付き合いはほとんどない」もしくは「あいさつする程度」と回答。地域社会との接点が少ないことが見受けられます。さらに、**「困ったときに頼れる人がいない」**と回答している人が5人に1人にのぼるなど、困ったときに助けを求めることができない状況に陥っている人の多さが目立ちます。けっして他人事ではありません。

元気で長生きしようと思ったら、どんな年齢の人も、どんどん外へ出て社会とつながることが大事です。**手っ取り早いのは「定年だから」「もう年だから」と絶対に仕事をやめたりしないこと。**何が何でも、給料が減っても、しがみついているメリットは大きいと思います。パートでもバイトでももちろんかまいません。

農作業は何歳になっても、できるかぎり続けることをおすすめします。足腰を強くするためというよりも、「おいしくて安全な野菜を作って孫に送ってやろう」「明日は腕をふるって近所におすそ分けをしよう」「おっと、お醤油がないから隣の家から借りてこよう」「ついでにちょっとおしゃべりしてこようかしら」、そうした「つながり」が非常に大事なのです。農作業を続け、野菜などを作るという仕事があるから、人と、社会とつながりが生まれるのです。

もちろん仕事とは限りません。例えば、「孫の成人式で着物を着せてあげたい」と近所の公民館などで着付けを習ったりするのも非常にいいことです。**買い物などの外出や自治会などの地域活動、あるいはダンスやカラオケなどの趣味活動も充分に社会とつながった活動です。**「自治会長」などの役目は、「めんどくさい」と逃げずに、買って出てください。

苦労ばかり多いかもしれませんが、それが何よりの健康のもと。寝たきりにならずに長生きできます。

実際、地域の世話焼きのおばさんや、自治会長さんは、やたらに元気で長生きな気がしませんか？　それこそが立派なエビデンスです。

私は高齢者の運転免許証の返納にも反対です。年齢に応じた運転の研修を受けることは大切ですが、まもなく自動運転が可能な時代が来るのですから。

14

80代、90代でも働く場所、働く意欲を持っている

――「葉っぱビジネス」で成功した上勝町、要介護の高齢者は１０００人中わずか２人――

◎「長靴を履いたまま死にたい」と願うお年寄り

生涯現役で働いている人が多いことも、前述した長野県の健康長寿を支える大きなポイントと考えられます。

２０１２年、高齢者の就業者数は前年比24万人増加して５９５万人と過去最多となっています。とはいうものの、15歳以上の就業者総数に対する割合はまだ９・５％にすぎません。

２０１２年10月１日時点で、高齢者の都道府県別有業率は、男女とも長野県が最も高くなっています。男性の１位は長野県の38・５％、次いで山梨県36・６％、島根県36・１％、東京都34・５％。女性は１位の長野県が19・７％、山梨県18・９％、静岡県18％、東京都17・５％と続きます。男女とも、甲信・北陸地方の有業率が高くなっています。

長野県の場合を見てみると、仕事を持つ高齢者の多くは農業従事者です。

70代～80代はもちろん90代になっても、毎日早く起きて履き慣れた長靴を履き、外に出て畑や田んぼを耕し、作物を育てています。本当に長野県のお年寄りはとことん働いていて、しかもいきいきと楽しそうな人が実に多い。

「もう年だから畑に出るのはやめて、家でのんびりしていたい」などと言っているお年寄りなど会ったことがありません。

長野で出会ったあるお年寄りが誇らしげに語っていた**「私は最期まで長靴を履いていようと思う」**という言葉を、私は忘れることができません。

都会だったら、長靴ではなく、革靴を履いたデスクワークでも、スニーカーを履いた屋外の仕事でもなんだっていいのです。**仕事をする場があり、働くことで社会に参加し、そして、一定の収入を得ることは、すべての人間の生きる力につながります。**

現在では仕事を持っている高齢者は、長野県に代表されるように、「農業・林業」に従事する人が最も多く101万人です。さらに、農業・林業は高齢者が全就業者の45・1％を占めており、この産業を高齢者が支えていることがわかります。農業・林業就業者の高齢化は、後継者不足、若年・壮年層の農業・林業離れを示すものでもあり、産業構造上は改善すべき点がたくさんあるのですが、それでも、**高齢者のＱＯＬ（クオリテ**

ィ・オブ・ライフ＝生活の質）にとって「農業・林業」という働く場が身近にあるということは、たいへんに大きな意味のあることです。

仕事を持っていない高齢者も、その多くが「仕事をしたい！」という希望を持っているのです。

実際、内閣府「高齢者の地域社会への参加に関する意識調査」（２００８年）で「65歳まで働きたい」と希望している人は3割に満たず、残りの約7割は「65歳以降も働きたい」と考えていることがわかりました。しかし、現実的な就業率は4割弱。

東京都では、実際には働いていない高齢者のうち、17・1％の男性が、また女性も8・6％が働きたい、と答えています。都会ほど「仕事をしたいのに、仕事がない」という傾向は大きいようです。地方でも、都会でも、高齢になっても働く場がある社会であってほしい、と心から思います。

さて、高齢者の雇用を思いもかけないアイデアで創出し、大きな経済的な成功をも収めた、徳島県上勝町の**「葉っぱビジネス」**をご存じでしょうか。

◎町営老人ホームのない過疎の町

上勝町という地域は徳島市の中心部から車で1時間、人口は1823人、高齢者率約5割。四国の市町村の中で最も人口が少なく、過疎化と高齢化が進む地域です。

それでもかつては温州《うんしゅう》ミカンの栽培が非常に盛んだったのですが、1981年の寒波が主因でほとんどのミカンが枯死し、深刻な状況に陥ります。住民たちは畑からとれるわずかな野菜を売って、細々と生活するしかなくなったといいます。

そんな苦境を打破し、この大災害を乗り切るために、お年寄りが活躍できるビジネスはないかと模索したのが、横石知二《よこいしともじ》さんという人でした。

横石さんは、料理を引き立てるために添えられる葉っぱや花（つまもの）に注目し、山でとれる美しい葉っぱを販売しようと提案します。当初は「タヌキじゃあるまいし、葉っぱがお金に化けるわけがない」という声も上がったそうですが、町の高齢者たちの協力を得て、1986年に「いろどり（現・株式会社いろどり）」が誕生します。

ここからの横石さんの行動に頭が下がるのは、器や季節に合ったつまものの種類、大きさ、形を研究するため、約2年間にわたり、自費で料亭に通いつめたことです。また、蓄積したデータをもとに、出荷する商品の均質化をはかるため、発送時のマニュアルイラストを作成。さらにＩＴを駆使して出荷システムを構築し、市場のニーズに迅速に応えるよう、お年寄りたちを支援しました。

その結果、葉っぱは「つまもの」という付加価値商品として受け入れられ、全国の料亭などから信頼される「上勝ブランド」を確立したのです。

その後も葉っぱビジネスは順調に拡大し、町の人たちの協力も増え、上勝町の主力産業にまで成長。現在、つまものの種類は320種を超え、1年を通してさまざまな葉っぱを出荷しているそうです。

現在「いろどり」の年商は2億6000万円。おばあちゃんたちは自宅のパソコンやタブレット端末の画面から市場のニーズや供給量を把握し、自ら需給バランスを考えて出荷量を調整しています。**高齢者が軽々とＩＴ機器を使いこなす姿は驚異的で、なかには年収1000万円以上稼ぐ人も珍しくないとか。**

■上勝町の人口と年齢構成

年齢層（歳）	男性（人）	女性（人）	計（人）
80〜	153	249	402
75〜79	85	107	192
70〜74	83	106	189
65〜69	75	59	134
60〜64	66	61	127
55〜59	42	47	89
50〜54	46	46	92
45〜49	46	34	80
40〜44	44	42	86
35〜39	36	29	65
30〜34	25	28	53
25〜29	32	39	71
20〜24	37	17	54
15〜19	29	21	50
10〜14	26	34	60
5〜9	24	16	40
0〜4	20	19	39
計	869	954	1823

※出典／上勝町　平成 26 年 1 月 1 日現在

このストーリーは全国に大きな反響を呼び、映画化もされました。いまでは国内外から年間約4000人もの人が視察に訪れています。

横石知二さんの講演を聞く機会があったのですが、そこでもうひとつ驚いたことがあります。それは、**要介護者の少なさ**です。人口が約2000人（2004年前後）で高齢化率が半数の5割に近い町で「要介護者」が、いったい何人いると思われるでしょうか？　**当時、1年間以上の寝たきり者はわずか2人**だったそうです。日本の平均でいえば200人いてもおかしくないはずです。

上勝町の高齢化はその後も少しずつ進み、人口も減少傾向ですが、要介護のお年寄りの数はたいへん低いレベルを保っています（平成26年10月末の要支援・要介護認定者総数227人／総人口1823人）。

徳島大学医学部では、「いろどり」の農家への調査結果において、**「働くことで、自身の健康状態がよくなったと感じることにより、いまの生活に対する満足感の向上や、加齢に対する否定的な気持ちの軽減につながっているようだ」**と報告しています。

また、この町には町営の老人ホームもありません。生涯現役を自負している人たちにとっては、医者にかかる暇などないのかもしれません。

住民を主役にするその舞台づくり、創意工夫の日々、自分を犠牲にしてまでも継続的に努力された感動的な講演で、最後は涙が止まりませんでした。

ビジネスモデルが秀逸というだけでなく、高齢者が元気で働ける職場を創出している点がすばらしく、現場の課題やその解決方法をていねいに掘り起こし続けられたことに、改めて敬意を表したいと思います。

健康科学もサイエンスであり、アートだと私は思っています。横石さんのお話に、「さまざまな課題とその本質は現場にあるとともに、その解決策も現場から学べるのではないだろうか」という思いを強くしました。

15 ボランティア活動を続けている

——支援を待つより、支援する側に回れ——

◎60歳以上の約半数はボランティア活動をしている

1995年（平成7年）の阪神・淡路大震災、2011年（平成23年）の東日本大震災、そして2016年4月の熊本地震といった災害を経験するなかで、日本人の意識はいろいろな点で変化しました。家族観、死生観といったものにも影響があったと思います。そんななかで、これまであまり日本には根付いていなかったボランティアの力が大きな注目を集めました。

老若男女を問わず、実に多くのボランティアが被災地などに足を運び、なんとか少しでも助けになろうとしました。学生たちは休暇を利用し、仕事を持つ人は貴重な休日をボランティア活動に充てたのです。

特に高齢者たちの力は眼を見張るものがありました。彼らは積極的にボランティア活動に参加し、しかもその後も持続的に被災地への支援を続けています。なかには**「どうせ余命は短いから、病気になったとしてもかまわない」**と、**放射能で汚染され健康リス**

クの高い地域での作業を自ら志願したグループもあったといいます。

内閣府「高齢者の経済生活に関する意識調査」（2011年）によると、**東日本大震災の被災地を支援する取り組みを行った人は、60歳以上の84・6%にものぼることがわかりました。**地域別に見ても、被災地を除くすべての地域で8割を超えており、支援の輪が全国に広がっていたことがわかるのです。

若い人たちは早い段階から被災地に入り、がれきの撤去や被災家屋の片付けなどを手伝い、その姿がさかんにテレビでも放映されましたが、もちろんそうしたことばかりがボランティアではありません。現地に入っての支援を行う高齢者も少なくありませんでしたが、それができない人も募金や寄付、そして被災地の生産品の積極的購入、募金集めなどで支援しました。孤立しがちな仮設住宅を訪ねて民話を語ったり、昔ながらの伝統遊びをいっしょに楽しみ、みんなで笑おう、という高齢者ならではの支援を続けているグループもあります。

ボランティア活動は、実際に参加してみるとわかるのですが、**「助けに行って、逆に助けられた」ということが非常に多いのです。**支援したつもりが逆に勇気づけられた、自分も人の役に立てることがわかった、ということが、結果的にはボランティア本人の力になっているのです。

元気で長生きしたければ仕事を続けろ、と書きましたが、ボランティアでも同じ「効果」があります。ボランティアの場合はそこに「報酬」はありません。多くの場合、逆に「支出」が増えるわけです。けれどもそのぶん、ときには仕事以上に社会と強いつながりを持ち、被支援者との関係、社会的なネットワークを築くことができる行為です。

これはすべての年代に共通することですが、**特に高齢者にとっては、まだ人の役に立てる、自分を必要としてくれる人がいる、ということが、元気に生きるうえで非常に大きなポイントなのです。**

こうしたボランティア活動は年々盛んになっています。

もちろん震災復興に関するものばかりではありません。身近なところで、多くの高齢者たちが、活躍の場を見つけているのはとてもよいことだと思います。

高齢者の地域活動、ボランティア活動の参加状況を数字で見てみましょう。内閣府「高齢者の経済生活に関する意識調査」(2011年)によると、60歳以上の高齢者のうち、過去1年間になんらかの活動に参加した人の割合は47・0%(男性51・5%、女性43・0%)でした。

活動内容を見ると、男女とも「自治会などの役員・事務局活動」(自治会・町内会・老人クラブ・NPO団体などの役員・事務局活動)が最も多く(男性32・9%、女性24・0%)、次いで「地域の環境を美化する活動」(男性20・5%、女性14・4%)、「地域の伝統や文化を伝える活動」(男性14・3%、女性7・2%)でした。

また、特に女性に比べて男性が多く参加している活動分野としては、「交通安全や犯罪防止など地域の安全を守る活動」や「災害時の救援・支援をする活動」があり、反対に、男性に比べて女性が多く参加している活動分野として、「ひとり暮らしなど見守りが必要な高齢者を支援する活動」や「介護が必要な高齢者を支援する活動」が挙げられました。

60歳以上の5割弱が何らかの地域活動やボランティア活動に参加していることが見てとれます。

しかし、60～64歳では男女とも6割以上が「地域活動やボランティア活動に参加したい」と参加の意向を示しているものの、実際に過去1年間に参加した人の割合（参加率）は1割以上低くなっていて、特に高齢期に入る前の世代で、地域活動やボランティア活動への参加意欲が、必ずしも実際の活動に結びついていない現状がうかがえます。

◎ボランティア活動で経験や知識を活かそう

そこで、どのような条件があれば参加しやすいか、「活動に参加する条件」を見てみると、**男女とも「時間や期間にあまりしばられないこと」「身近なところで活動できること」を重視している**ことがわかりました。これに次いで多いのが「身体的な負担が少ないこと」で、男性は「若い世代と交流できること」「活動拠点となる場所があること」、女性は「身体的な負担が少ないこと」「友人といっしょに参加できること」を重視する傾向がありました。

地域活動やボランティア活動について、「参加したい活動がある人」の割合を1カ月あたりの収入別にみると、65歳以上では男女とも、収入が多いほど「参加したい活動がある人」の割合が上がっていることがわかりました。

地域活動やボランティア活動への参加意欲は、収入面も影響していると考えられます。一般的に言えば「余裕がある人」のほうが、ボランティアに参加しやすいということですが、お金があるからボランティア、ではなく、**お金の有無に限らず参加できる活動はいくらでもあります。むしろ経済的に苦しいときほど、ほんのわずかなことでも「人のために何かをする」ということが自分自身の心の余裕になり、気持ちも身体も助けてくれると思います。**

「私なんか」「かえって足手まといだし」「こっちが支援してもらいたいくらいよ」などと言っている場合ではありません。頭と身体が元気なら、いくらでも活躍の場はあるはずです。

「社会を支える頼もしい現役シニア」はいまや国家的に待ち望まれているのですから、支援を待つ側ではなく、支える側として、これまでの経験や知識、能力を活かし、ますます円熟パワーを発揮していただきたいものです。

16

特別養護老人ホームが少ない地域に住んでいる

――特養ホームが多い沖縄は要介護割合が多い――

◎長寿県・沖縄が要介護割合日本一の不思議

先ほど、自然が多い地方に住む人は、都会人より長生きだ、ということを書きました。その例として挙げたのが長野県など標高の高い地域ですが、美しい海、そして手付かずの自然も残る場所が多い沖縄県もそれに該当します。

沖縄は長寿県としても名高い県です。1985年に1位だった男性は、2010年に30位まで落ち込んではいるものの、女性は1975年〜2005年まで平均寿命1位。2010年には残念ながら、女性も長野と島根に抜かれて3位となっていますが、それでも長寿県の上位に君臨しています（厚生労働省／平成22年都道府県別生命表の概況）。

沖縄は近年65歳以下の死亡率が非常に高くなってきているという問題を抱えてはいるものの、やはり豊かな自然環境と、欧米化する以前の食生活などが「長寿県沖縄」に大いに貢献してきたのではないかと思います。

しかし前述した要介護認定割合の調査を見てみると、**沖縄県は要介護認定割合が高い**のです。逆に介護を受けている人の割合が少ないのは長野県などでした。

長野県は平均寿命も長く、2013年に公表された平均寿命は男女とも全国1位でした。つまり、寿命も長く、しかも要介護割合が低いのは長野、寿命は長いけれど要介護割合が高いのが沖縄。言い換えれば**PPK型の長野、NNK型の沖縄**というわけです。

残念ながら沖縄は、寝たきりが多いNNKの代表格になってしまったのです。

これがどういうことなのか、もう少し考えてみましょう。

実は沖縄県には、人口あたりでみた特別養護老人ホームの数が多いという特徴があります。結構なことではないか、もし自立した生活が難しくなっても充実した施設があれば安心だ、と思うかもしれませんが、私たちが調査を進めた結果、「それこそが要介護割合が高い元凶なのではないか」という現実が見えてきました。要介護を増やし、寝たきり状態を生み出すのは、医療、介護という名のいわゆる「ハコモノ」の充実であることがわかってきたのです。

高齢者人口あたりの要介護認定の割合を見てみると、一般に次のような関係が見られます。

「特別養護老人ホームのベッド数が多い自治体ほど、5年後の要介護認定の割合が高い」

ということです。これが何を意味するかといえば、要介護認定者を受け入れる受け皿が大きくなると、そのぶんだけ結果的に要介護認定者が増えるということです。

これは「良いこと」とはいえません。医療界全般でも同じことが起きています。わが国は国民皆保険制度のおかげで、誰もが簡単に医療を受けられるようになりましたが、その結果、医療への依存度が非常に高くなり、薬の消費量もどんどん増えました。本来ならば必要がない人に対しても、医療サービスとして降圧剤が投与されているのが現実です。

さらにいえば、日本では高齢者が口から食べ物を摂取できなくなると、すぐに**「胃ろう」**を作って、胃に直接栄養を送り込みます。また、誤嚥《ごえん》の危険性があるという場合にも胃ろうの手術をする場合があり、年間10万人ほどが胃ろう手術を受け、全国で胃ろうを利用している人は40～50万人といわれます。

しかし、この胃ろう手術、海外ではほとんど行われません。**高齢者、終末期になれば口からものが食べられなくなるのは当然で、ムリに胃ろうや点滴で延命をはかることは**

倫理的ではない、むしろ虐待ではないかと考える国が多いからです。終末期、口から栄養が取れなくなったときに人工栄養による延命をはからなければ、やがて人間は亡くなります。しかし、「寝たきり」の期間も短くなります。寝たきりになるより前に、亡くなるということです。**「胃ろう」という措置が「寝たきり」を生む**ともいえます。

ちなみに病院のベッド数を人口あたりで比べると、日本はアメリカの約4倍、入院期間は約5倍です。これは保険制度の違いによる差でもあり、どちらの考え方のほうがすぐれているか一概にはいえませんが、医療施設の多さや手厚い介護こそが、かえって、多くの「寝たきり」を作り出してしまうことが多いのは間違いありません。

◎至れり尽くせりの介助が寝たきりを生む

ある高齢の女性は内臓疾患のため入院して手術を受けました。無事手術は成功し傷は癒えましたが1カ月にわたる入院生活を送るうちまったく歩くことができなくなってしまったといいます。**高齢者が入院後、病気やケガは治ったにもかかわらず寝たきりにな**

ってしまうケースは非常に多いのです。これは、食事から入浴など、身の回りの世話を病院側がほとんどすべてやってしまうため、患者さんの自立性が急速に失われてしまうことが大きな原因でしょう。何もかも介助してもらうことで、自ら動かない、考えない、という時間が長くなればなるほど、身体も脳も衰えます。しかも高齢者の場合には、若い世代に比べて衰えるスピードが早くなるのです。**一度衰えてしまった高齢者の身体や脳の機能を取り戻すには、衰えたときの何倍もの時間がかかります。**時にはリハビリをしても取り返せないこともありますし、リハビリの意欲も失われてしまうでしょう。

「特別養護老人ホームの多さが要介護割合の高さにもつながる」という、沖縄の事例を反面教師としなくてはならないと思うのです。

沖縄の人にすぐ引っ越せ、とか、特養ホームを減らせと言っているのではありません。日本中の人が、こうした事実を自覚して自立した生活を送るために努力することが、一番大事です。**医療や、介護施設に頼りすぎず、依存せず、甘えず、自立して生きる意欲を持つことです。**ちょっとした不調を感じただけですぐさま病院に駆け込み、言われるがままに薬を山のようにもらってくる、ということに慣れすぎてしまわないようにしたいものです。近所に病院や施設が多い地域に住んでいたら「安心だから」などとやたらに立ち寄らず、なるべく最期まで自立した生活を送りましょう。**「入院なんかしたら寝たきりになってしまう。絶対に病気なんかしないぞ」**というくらいの気合を入れてがんばってください。

2014年のEU報告では、病院の医療事故で約14万人が亡くなっていることを報告し、**薬を最少限に、病院への過剰受診をしないように勧告しています。**

また、新生児や幼児の生命を奪う「抗生剤耐性菌」も欧米の医療現場では深刻な問題となっていて、日本もその例外ではありません。

わが国でも耐性菌を生み出す原因とされる抗生物質の不必要な使用について継続的に監視する行動計画をまとめていて、2020年には抗生物質の使用量を2013年の3分の2に減らすとしています。

17

グループホームが多い市町村に住む

――過度な安静が廃用症候群を招く――

◎「寝たきり」「安静」が生む危険な症状

沖縄などの例からはっきりしたことは、病院数が多いこと、ベッド数が多いこと、特別養護老人ホームが多いことなどが、結果的に要介護認定の割合を高くしている、ということでした。

ひと言でいうなら**「寝たきりは病院と施設が作る」**ということです。高齢者が入院するとわずか1週間程度でボケてしまうことさえありますが、これは自分の身の回りの管理すべてを人任せにしてしまうことが大きな理由です。足腰も脳もどんどん衰えます。

これが**「廃用症候群」**です。長期にわたって**「過度な安静」**を続けることによって起きる状態で、高齢者の場合は、入院はもちろん家で安静に暮らしているだけのつもりでも、気づいたときには歩けない、起きられない状態になってしまうことがあります。

そもそもまったく動かない**「絶対安静」の状態で寝ていると、人間の筋力は1週間に1割以上低下し、高齢者の場合2週間ベッドで安静にしていると、足の筋肉が2割萎縮する**といわれているのです。

若い人でも骨折などで2週間ベッドの上にいたら、ビックリするほど筋肉が落ちて足が細くなってしまいます。若い人なら、すぐリハビリを開始すれば、筋肉を再び取り戻せますが、高齢者の場合、筋力をつけなおすのは若い人ほど簡単ではありません。**「過度の安静」が続くと、筋肉の萎縮だけではなく、関節が固まって曲げ伸ばしができなくなっていきます。骨ももろくなります。**「骨折を恐れて動かない」のは大きな間違いで、動かないから骨折しやすくなるのです。さらに、心機能の低下、誤嚥《ごえん》、起立性低血圧、静脈血栓、尿路感染、見当識障害、逆流性食道炎、せん妄状態、うつ状態などが起きやすくなります。

これらはすべて「寝ている」「安静にしている」ことが原因で起きてくることです。スウェーデンでは、寝たきりの高齢者をつくらないように、1980年代後半から高齢者施設を廃し、かわりにグループホームをたくさん設置するようにしました。その結果、元気で活動できるお年寄りがたいへん増えたという報告があります。

認知症のある高齢者は、大人数をまとめて病棟・施設に閉じ込めるよりも、住み慣れた地域で、家庭的な雰囲気の少人数グループで過ごしたほうが、ずっと元気に暮らせるようになります。

◎日本にも、もっとグループホームを！

これを最初に提唱したのが、バルブロ・ベック＝フリス先生というスウェーデンの女性医師です。この方が１９８０年代に、世界初のグループホーム「バルツアゴーデン」を作ったのです。その後、スウェーデンでグループホームはどんどん増えていきました。

日本でもこうした考え方が少しずつ浸透し、**２０００年にわずか３００カ所しかなかったグループホームは、２０１３年には３５０３事業所（介護も行うケアホームは４３２９事業所）**に増えています。

グループホームの定義はさまざまですが、ここでは、障害者以外の認知症患者を含む高齢者が共同生活を行う施設で、定員が2～10人程度のものを指します。既存の建物を利用する場合も、最大30人以下で、住宅地に立地していることが設置条件になっています。基本的な姿勢は**「自立支援」**ですから、**生活支援は提供されても、介護施設ではないところが大きな特徴です。**

高齢者向け住まいについてこの10年の推移を見ると、定員数が最も増えているのは有料老人ホームで、それについで伸びているのは特別養護老人ホーム。床数で最も多いのは、特別養護老人ホームです。特別養護老人ホームが多い沖縄県で、要介護の高齢者が多いことを考えても、もっと特養ホームよりもグループホームを増やすべきでしょう。

グループホームの入居条件は、原則として65歳以上で、要支援2または要介護1以上の介護認定を受けており、施設所在地の市区町村に住んでいることです。

家族や自分が入居したいと思っても、近所に施設がなかったり、定員がいっぱいだったり、とまだまだ数はまったく不充分です。もっともっと「施設」ではなく、こうした住まいが増えてほしいものです。

18

保健師さんと話す機会が多い

——保健師の数が多い地域ほど、元気に働く高齢者が増える——

◎保健師さんが多い地域の住民は長寿

地域住民の健康を支え、健康寿命を延ばすために、医師以上の力を発揮してくれるのが保健師の存在です。地域医療の現場で、保健師が果たす役割は非常に大きいのです。

先ほど病院、病床（ベッド）数が多い地域は平均寿命は短く、要介護割合は高い、ということを書きましたが、**人口あたりの保健師数の割合が高いほど、高齢者の就労割合が高く、結果的に要介護認定割合や介護保険料を低下させている**ことも明らかになりました。

高齢者の就業率が全国1位の長野県では、医師の数は全国平均に比べて少ないにもかかわらず、保健師と看護師の数は非常に多いのです。病院数、診療所数、病床数

■人口10万人あたり医師、保健師などの数

	長野県	全国平均
医師	221.5	237.8
保健師	69.5	37.1
看護師	899.4	799.6
病床数	1200.4	1336.2
病院	6.1	6.7
一般診療所	72.9	78.5

※出典／長野県情報統計課「毎月人口異動調査」および総務省統計局「人口推計」（平成24年10月1日現在）より

が少ないのに対して看護職の数が多いというデータもあります。

つまり、保健師や看護師が「ハコモノ」の外に出て、地域保健活動、健診活動、介護予防活動に力を入れ、長野県の健康の一翼を担っていることがよくわかります。

では、なぜ保健師や看護師の数が多いほど高齢者の就業率が高まるのでしょうか。

これは保健師の役割を見ると、その理由がある程度理解できます。

保健師助産師看護師法によると、看護師とは、

『厚生労働大臣の免許を受けて、傷病者もしくは褥婦《じょくふ》（出産直後の女性）に対する療養上の世話、または診療の補助を行うことを業とする者』と定められています。

そして保健師とは、

『厚生労働大臣の免許を受けて、保健師の名称を用いて、保健指導に従事することを業とする者』と定められています。

これが法的な「定義」です。

要するに、看護師は「病気になった人、ケガをした人のお世話や、治療の補助をして早くよくなるように手伝う」のが仕事、一方の保健師は、「病気にならないように手伝う」

のが仕事です。

保健師の資格は看護師資格を持っていないと取得できません。保健師は全員看護師の仕事もできますが、看護師の資格だけ持っていても保健師の仕事はできないのです。**保健師の最大の役割は「病気やケガの予防と、健康増進」**で、具体的には、健康診断による疾病の早期発見、あるいは、このままでは将来的に病気になる「予備軍」を発見し、生活指導・食事指導などを行います。

地域住民から寄せられる健康にまつわる相談に乗るのも保健師の仕事です。そして、一般には知られていない健康に関する知識・情報を広め、必要であれば地域でのつながりを促すこともします。

◎積極的に保健師さんに相談しよう！

保健師の活躍の場は、地域の保健所や市役所（行政保健師）、企業の医務室や健康相談室（産業保健師）、学校の保健室（学校保健師＝養護教諭）などさまざまですが、そのほとんどは公務員として働く行政保健師であり、地域の住民の健康を守るため、育児から介護まで、幅広い年齢層からの健康相談を受けたり、自宅を訪問したりと、地域住民のあらゆるライフステージに合わせた保健活動を行っています。

その一方で、治療を行う医療機関とは違い、患者さんに対するときのように「治った」という実感を与えることはできにくいのです。保健師は地域住民が健康な生活を続けるために努めることが仕事であるため、人々が健康でいられることへの貢献が見えにくく、感謝されにくい仕事ともいえます。

しかし、高齢化社会が進み、医療費を削減するため介護保険料の使い方も見直されているなか、病気の予防は不可欠です。そこで活躍する影の主役が保健師であり、「いくつになっても元気で働きたい」という地域住民の就業意欲を下支えしているともいえるのではないでしょうか。このように保健師業務は、「身体を動かし、人の役に立ちたい」と思う高齢者のメンタルサポートにもつながっています。

前述のとおり、長野県は高齢者の農業従事者が非常に多いのが特徴ですが、就業者に数えられない人でも、自宅近くで野菜づくりをしている人は大勢います。趣味の野菜づくりが家族や近所に喜ばれ、生きがいや支えにもなっているのです。

地域全体で健康が守られている市町村ほど「医者いらず」でいられる背景には、「病気になって遠くの病院に入院し、このコミュニティから離れるのはいやだ」という住民の意思が込められていると思うのは私だけではないでしょう。だからこそ、日頃から健康に気をつけ、何かあれば積極的に保健師に相談するというプラスの循環が起こっているのではないでしょうか。

そして地域側もまた、保健師をより多く配置するとともに、健康相談に関するイベントを開催するなどして住民の意思に応えているようです。病院とはまた違う側面から健康課題を把握し、予防教育に反映させるなど、結果として地域全体で日々の健康を支えるという構図が出来上がっていると思われます。

19

民間療法、代替療法について知識を持っている

――欧米では「代替療法」を取り入れる人が増えている――

◎どの家庭や地域にもあった民間療法が失われた

医者に頼りすぎず、自分で病気を予防することが、健康長寿につながることは、もはや疑いようのない事実です。

けれど**「予防が大事」**とわかっていても、自分や家族の健康に、自ら責任を持つ自信のない人のほうが多いと思います。そして現実的に、ある程度高齢になると、少しでも異変があったときに**「病院へ行く必要はない」「薬を飲まない」**という判断ができないことのほうが多いと思います。

医療機関が充実している地域ほど、こうした傾向が強くなるのは当然で、その結果、医療依存が増え、薬漬けになり、最終的に寝たきりになる割合が高まっているのです。

「予防が大切」とはいえ、地域を見回してみると、やはり充実しているのは「治療」を行う医療施設です。予防意識の啓発に努めている公民館、保健所の活動は、なんだか地味に見え、なかなか足が向きません。その結果、ますます**「何かあったらすぐ病院に駆**

けつければいい」となりがちなのです。

「私は病気の予防に気をつかっている」という人でも、実態としては、健康診断と予防接種に頼りすぎ、それだけが病気の予防だと考えている人も少なくありません。

かつてはどの家庭にも、どの地域にもさまざまな「健康の知恵」「病気予防の知恵」がありました。民間療法とよばれるものが数多くあって、ちょっとした風邪ならショウガや、焼きネギなどで治し、虫刺されにはよもぎの葉をはり、やけどにはすりおろしたジャガイモなどを塗って冷やし、健康のためにどくだみ茶を飲んだりしたものです。季節ごとの柚子湯や菖蒲《しょうぶ》湯も、血行促進や疲労回復の効果があり、それが病気予防につながることを、昔の人は経験上知っていたから行っていたのです。子どもであれば、お腹を冷やさないようにして、自己免疫力を高める腸内細菌を活性化することなども、その一例です。


しかし、こうした民間療法は**「迷信」「危険」「効果がない」**とされ、医学的に見ても根拠のあるものまで、忘れ去られ、それに代わって抗生物質、鎮痛剤などの薬剤がどんどん使われるようになりました。

これは日本の医療制度の問題でもあります。

わが国では、**国民の医療費が過去最高を更新し続け、２０１３年度の国民医療費総額は40兆６１０億円で、国内総生産（ＧＤＰ）の10・２％。介護保険総額も７４３７億円に達しています。**

健康長寿で元気に生きるための投資とその効果的な方法を模索していくことは、日本の社会保障に関する財政面だけでなく、本人のＱＯＬを維持し、家族の介護負担を減らすためにも意義あることです。

しかし、最も大きな問題は、こうした多額の医療費が、私たちが健康を取り戻すために使われているとは限らないことです。

わが国では、診療にどれだけ費用がかかったかで医者の報酬が決まる出来高払いのため、治療行為が多いほど医療報酬が増え、回復が長引いたほうが儲かる仕組みになっているのです。

反対に、人々が医療に頼らず健康に生きれば生きるほど、また、病気を治せば治すほど、医者の収入が減ってしまうことになります。先ほどの長野県が、その最たる例です。

◎代替医療、統合医療が積極化する欧米諸国

世界の動向をひと言でいえば、日本とは逆に、人々が健康になるほど医療関係者が儲かる仕組みになっています。会社組織でいう「成功報酬」です。

だからこそ、欧米では予防が重視され、過剰な医療をやめる代わりに**ハーブ療法や鍼《しん》灸《きゅう》などの代替医療**が用いられ、痛みを止めるために**漢方薬、アーユルヴェーダ**を使ったりして、患者の心身の調和を取り戻そうとする、いわゆる**統合医療（西洋医学と代替医療、伝統・伝承療法などを組み合わせた医療）**が積極的に行われているのです。

アメリカでは、総医療費の4割近くが代替医療に使われており、より高学歴で、より高収入の人たちを含む約5割の人が代替医療を活用しているといわれています。

もちろんアメリカは日本とは違い、民間の医療保険に加入しない限り医療費は10割負担。ですから、もともと病気にならないための自己予防、つまり**セルフケア**が中心です。

国民全員に**「自分の健康は自分で守る」**という認識も浸透しています。

一方、医療費の自己負担が少ないことが、日本人の健康に対する意識を低くしている点はよく指摘されるところですが、**20年前まで、日本では「予防医学」という言葉さえ聞かれなかった**ことを考えれば、積極的な予防医学が進んでいるアメリカは、いわば先輩格といえるでしょう。

日本にも、厚生労働省が策定した21世紀の健康づくり戦略「健康日本21」がありますが、喫煙対策や楽しい食事、その支援環境などの視点は盛り込まれたものの、医学モデルによる対策が大半を占めていて、例えば寒くない健康住宅や過労死のない生きがいのある就労、生態系への配慮を重視する農業、それにバリアフリーの都市計画などは、ほとんど無策であるのが現状です。

アメリカ型の「自分で考える医療」は、大いに学ぶべき点がありそうです。

その他の健康づくりとして、健康住宅にも注目してほしいものです。冬でも寒くなく、部屋別の温度較差のない自然素材の家づくりを健康づくりの基本とすべきだと私は考えています（Ｐ１４８参照）。

20

預貯金の出し入れは死ぬまで自分でする！

――子ども世代に財布を渡すとすぐボケる――

◎自分のお金は使い果たしてあの世へＧＯ！

外に出ることをおっくうがらず、旅行、散歩、買い物、外食、習いごと、ボランティア、と出かける機会が多い人は、年齢に関係なく、総じて「自分は健康だ」と感じている人で、「友人・知人との付き合いを大切にしたい」と思っている人です。

こういう人は、ほとんどの場合「預貯金の出し入れ」は自分でしています。実はここが大きなポイントです。何か間違いがあるといけないから、とか「オレオレ詐欺に引っかかるかもしれない」などと、子どもに財布を渡してしまったとたんに「老い」は始まるのです。

言い方を換えれば、子どもに財布を渡さない人は、年を取ってもボケずに元気でいられるということ。

ですから、どんなことがあっても子どもに財布を預けてはいけません。お金は自分で管理することが大切です。

さらに、自分のお金を銀行口座に残したまま死んではいけないと思います。子どもや孫に残してやろう、葬式代を残そうなどと考える必要などありませんから、**趣味でも、外食でも、旅行でもいい、一銭も残さず、きれいさっぱり使い果たしてからあの世へ旅立ってください**。こういう心がけの高齢者はだいたいボケることもなく、最後まで元気いっぱいに動きまわって、ポックリ逝くことができます。

葬式代が残っていなくとも、遺産がなくても、ＰＰＫで逝けば、介護費用も病院代もかかりません。子どもたちになんの面倒もかけずにあの世に行けたら、家族にとっても「何より」です。10年以上も寝たきりで１００歳まで生きて、少しばかりの葬式代と遺産を残してもらうより、そのほうがずっといいのは間違いありません。

ただ、生きているうちはずっと元気で活動するためには、やはり高齢者本人の「経済力」は必要です。徳島県の葉っぱビジネスにみられるように、年を取っても元気で働き、社会的ネットワークに参加する人ほど健康寿命が長いことははっきりしていますが、上勝町のお年寄りが元気なのは、自分で稼いだお金があり、それを自分で自由に使える、ということが非常に大きいのです。自分のお金で孫におもちゃを買ってあげることもできるし、あるいは息子たちに新居購入の援助をしてあげることさえできる。そのプライドや喜びが、心身の健康を根本で支えているということです。

実際に収入が多いほうが要介護になる人が少なく、反対に、所得の低い状態にある人ほど健康問題が発生しやすいことは、いまや常識とされています。

収入の較差が健康の不平等を生み出し、**「健康較差社会」**をつくっているといわれているのです。現に、国際比較研究では、発展途上国など「貧困な国ほど寿命が短い」ことが明らかにされています。

とはいうものの、**収入が多ければ多いほど、お金持ちの人ほど、健康状態は上向くかというと、そうではありません。**

『健康格差社会』（近藤克則・医学書院）によれば、1人あたりの年間所得が5000ドルぐらいまでは、所得が多い国ほど健康指数は上昇しており、経済格差＝所得の不平等度の大きい国ほど、国民の健康度が低いという結果が出ています。

しかし、年間所得が5000ドル以上の国では、経済的な豊かさと健康との間に、統計的に有意な関連はほとんど見られなくなります。

つまり**一定の収入は必要ですが、それ以上の収入があっても、健康には大きな差がないということなのです。**むしろ、大金持ちは早世するという統計もあります。医療や薬に頼りすぎること、身の回りの世話を全部人任せにできること、あるいは金に飽かせて美食三昧、といったことなどが影響するのかもしれません。

それよりも、上勝町の調査でわかったように、「働くことで、自身の健康状態がよくなったと感じることにより、いまの生活に対する満足感の向上や、加齢に対する否定的な気持ちが軽減する」ことのほうが大事なのではないでしょうか。

◎95歳まで長生きして目指せ、年金1億円！

働いて得る収入だけではなく、**年金も大事な高齢者の収入源です。**長年年金保険料を払ってきたのですから、ちゃんと長生きしてしっかり回収してください。

定年まで40年間会社勤めだった人は、少なくともこの間に総額3000万円ぐらいの社会保険料を支払っていることになりますが、もらえるのは65歳から。65歳の誕生日の前日に死んでしまったら、1円ももらえません。奥さんがいればある程度残せますが、独身だったら3000万円がすべてパー。別に、年金を受け取るために長生きしているわけではないけれど、もったいないと思いませんか。払ったぶんぐらい、せめて取り返しましょう。

95歳まで生きられれば、夫婦で月額25万円、年間300万円、30年間もらい続ければ、受取総額は1億円近くになります。

国が1年に支払っている年金は約55兆円。偶数月の15日は、約9兆円が全国に配られているわけです。現実的にはその多くが、ゆうちょ銀行の口座に貯金として積まれるか、孫の教育費の足しになる、ということが多いわけですが、高齢者がもらった年金を自分の町で、自分たちが使うようになれば、町はもっともっと活性化するでしょう。「年金で町おこし」も夢ではありません。

そんな想像をふくらませてみると、「早く死んでたまるか！」という気持ちにもなるのではないでしょうか。

男性の約13％は死亡することによって、65歳からの年金をもらわずじまいです。年金受け取りをみすみす放棄しないためには、生きる以外ありません。

自分の持っている力量を発揮して、わずかでもお金になる仕事をすることが長生きの秘訣だと思っています。また、お金にはならなくても、「ありがとう」「おかげさまで」と言ってもらえる活動をすれば、人生を充分豊かに生きられると思います。

死ななければ2カ月に1度、年金は必ず入ってきます。これを、自分が生きていることへのご褒美だと思って受け取り、95歳までしっかり生き、大いなる合法的年金泥棒になって、ぜひ受け取り総額1億円を達成していただきたいものです。

21

健診結果を無視する勇気と知識を持っている

――健康診断を受診すると寿命が延びるとは言い切れない――

◎健康は医者ではなく自分でつくるものだ

「健康診断が近づくと憂鬱」
「健康診断の結果が出るまで、ほんとうに寝られないくらい心配」
「数値が悪いと薬が増えてがっかりする」
「医師や看護師に生活習慣を改善しろと毎回叱責されるのがイヤだ」

こうした経験はないでしょうか?

それなのに、多くの人が嫌な思いをしながら健診を受けます。何のためでしょうか?「病気を早期発見して早期治療し、寿命を少しでも延ばすため」ということでしょうか?

たしかに、初期で発見されたほうが治療がたやすい病気はあります。しかし、健診を受けると寿命が延びる、とは言い切れないのです。

ムダだから健診に行くなという意味ではありません。ただ、医師が「これは高すぎます」などという数値にこだわりすぎて、処方されるままに薬を飲むことが「健康長寿」につながるわけではない、ということはぜひ知っておいてほしいと思います。

健康はお医者さんがつくるものではなく、自分でつくるものです。

しかし、**これまで日本人は、過剰に医療を信奉して暮らしてきました。**近くに医療施設がないと早く死んでしまうように思い、健康診断を受けないと病気に気づかず手遅れになってしまう、と思い込んできました。

そして「病気になること」や「老化」はすべてよくないもの、不幸なこと、と思うようになってきました。医療信奉、健康診断信奉というのは、心情的な「思い込み」の部分も非常に大きいのです。

例えば、人は誰でも年を取れば血圧が高くなります。これは当たり前のことで、「自然」のなりゆきです。ところが、現在の医療の世界では、それを老化でなく「病気」とみなします。

そのため、

「血圧が高い＝病気＝薬を飲んで治療」

が、基本になるのです。加齢に伴って血圧が上がることを必要以上に恐れ「これ以上上がったら死んでしまう」と心配になって、医師に言われるまま、薬を何十年も飲み続ける人は少なくありません。

こうしたことが医療の過剰供給となり、日本の医療費の上昇が止まらない要因のひとつになっているのは間違いありません。

しかし、高齢になって血圧が高くなるのは、顔にシワができるのと同じように自然なことです。日焼けに気をつけたり、美容液をつけたりしてシワの解消につとめる女性はたくさんいますが、シワができたことを「病気」と思う人はいないはずです。

血圧が高くなるのも、シワが増えるのと同じように、老化現象のひとつにすぎません。

命あるものは、だんだんに老化してやがて死にます。それはもう、避けようのないことなのですから、通常の老化を「病気だから薬で治療する」ことよりも、自然治癒力を大切にして、自己免疫力を最大にするような日々の暮らしを大事にしたいものです。

特に高齢者の方に対して、医師が「検査」という「物差し」を受診者に振りかざし、「あなたの食生活は間違っている」「この数値ではいつ死んでもおかしくない」「すぐに運動を始めないと寝たきりになる」と、まるで脅すようなことを言ったり、健康診断の受診者を「異常」「正常」に振り分けて、人のあら探しをすることは、けっして高齢者の健康を維持することにはつながらないはずです。

高齢者の健康に対する前向きな気持ちを支援することになっていない、ということにもっと配慮すべきだと思うのです。

また、「本人が気づかない病気やリスクを専門家が見つけたり、診断したりする」ことが、本当に本人のためになるのかどうか。もっともっと科学的な事実を踏まえて再検討していく必要があると思われます。

実際に、がん検診後に不用意に送付される**「要精密検査」**の通知がきっかけで、夜も眠れなくなるほどに悩み続けて体調が悪くなってしまう人も少なくありませんし、胃がん検診で飲んだバリウムの後遺症で、その後ずっと便秘に悩む人がいることも事実です。

がん検診や健康診断を受診した人に対して、その結果が基準値から外れていたとしても、「異常値」として指摘したり、「悪い」という価値基準を使ったり、検査値が改善しないと、医師が熱心さのあまり怒ったりするほどの「指導」をすることが、本当に受診者のためになるのかどうか、いま一度検討すべきでしょう。

専門家の指導そのものが、人々の主観的な健康感を低下しかねないという事実を、医療側はもっと認識する必要があります。

◎自分の身体は自分で守る＝セルフケア能力

これまでの健康教育は、専門家から見て正しいとする方針を提示したり、健診結果によって、「健康のお墨付き」を渡したりする方式で行われてきました。

しかし、これからの健康教育は、本人の意思とセルフケア力を高める支援モデルが求められてくるでしょう。

ＷＨＯ（世界保健機関）が提示している新しい健康学習のアプローチは、病気を診て対処する「病気モデル」ではなく、受診者本人を見て対応する「病人モデル」で、個別の特性に対処するやり方が求められています。

実際の健康支援活動では、治療よりも日々の**「セルフケア能力」**を蓄えてもらうことを重視し、年齢や健康状態に応じて実行可能性の高い健康支援プログラムを作ることが大事だとされています。多様な選択肢の中からピッタリの健康支援プログラムを選んでもらえるようにすることが大事だ、ということです。

プログラムの作成には、追跡調査などの科学的な情報が得られていることが前提となります。つまり、私たちが何年も、何十年もかけて追跡調査・研究した結果が、みなさんの健康寿命を延ばすための〝養分〟となるわけです。

医療側と同時に、受診する側も、いまの医学モデルがすべて正しいとは限らないことを知っておくべきです。そして、**健康診断や検診を受けるにしても、参考程度にとどめ、医療とうまく付き合いながら、「自分の身体は自分で守る」と考えることが大切です。**

そう決意すると、実は、医療や薬を必要以上にあてにしなくなり、それまで気づかなかった選択肢もたくさん見えてくるはずです。

22 ちょっと小太り体型である

―BMIが30以下ならばダイエットの必要はありません―

◎ＢＭＩが24～28の人は長生き

デブは出世できないだの、デブはモテないだの、デブは早死にするだのとあっちこっちで文句を言われたり脅されたりで、ぽっちゃり体型の人は世代を問わず、常に何やら劣等感と不安感にさいなまれているようです。ぜんぜん見た目にも数値的にも「標準」の人が「ダイエット」の呪縛にとらわれています。

若いお嬢さんが「三段腹をなんとかして、かっこよく水着を着たい」とちょっとダイエットしたくなるのはわかります。もっともこういう場合は過度な間食をやめただけで痩せられることがほとんどなので、別に「痩せてはいけません」などというつもりはありません。それでも、「痩せたい」と思っている20代の女性のほとんどは、すでに痩せすぎなのですが……。

また中高年以降**「生活習慣予防のために体重を少し落としましょう」「心臓への負担が減ります」「血圧や血糖値も下がります」「膝や腰への負担も少なくなります」**と医師に命令されて、憂鬱になっている人の多くは、ぜんぜん痩せる必要などないのです。

肥満度（ＢＭＩ）についても同様です。**長生きする人のタイプは、やや小太り（ＢＭＩ24～28）であることがわかっています。**

気になる方は、自分のＢＭＩという指数を計算してみましょう。

【自分の体重（kg）÷身長（ｍ）÷身長（ｍ）＝ＢＭＩ】

〈例〉　身長160㎝　体重60kg＝ＢＭＩ　23・44

一般にＢＭＩの低い痩せた人は、肺炎や結核など感染症にかかりやすく、逆にＢＭＩが高い人は糖尿病、心臓病などのリスクが高い、といわれています。

しかし「痩せとデブどちらが長生きか」というと、明らかに**「デブのほうが長生き」**なのです。

高度経済成長期が始まった１９６０年代から比べると、日本

■日本肥満学会の判定基準（成人）

BMI 18.5未満	低体重（痩せ型）
18.5～25未満	普通体重
25～30未満	肥満（1度）
30～35未満	肥満（2度）
35～40未満	肥満（3度）
40以上	肥満（4度）

人は太めになったと思いませんか？　で、死亡率が増えたかというと、そうではありません。**過去50年間で肥満による死亡率は5分の1から6分の1に減っています。**

日本肥満学会では、ＢＭＩ18・5～25を「普通体重」としていて、最も長生きできる可能性が高いのは「22」としています。そして「25～30未満」は「肥満度1」となっているわけです。なんだか「肥満度1」と言われると、「良くないこと」のように思えますが、そんなことはぜんぜんありません。

下記の調査（国立がん研究センター）を見てみましょう。こちらも見てみると、ＢＭＩが24～28（や

■BMIと死亡率の関係（男性）

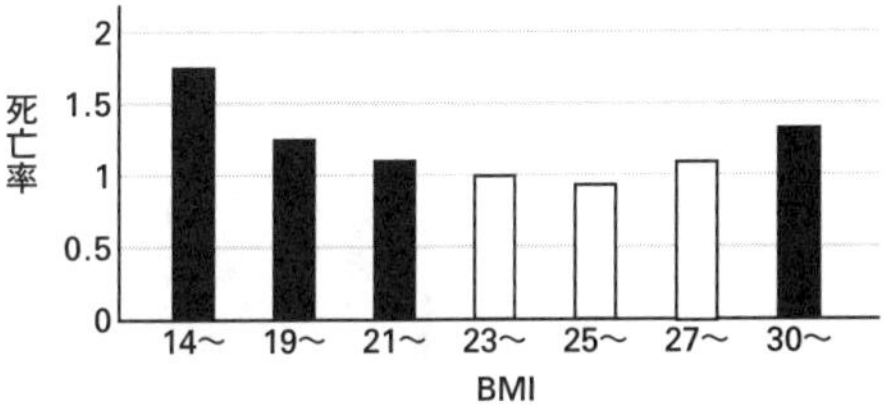

■BMIと死亡率の関係（女性）

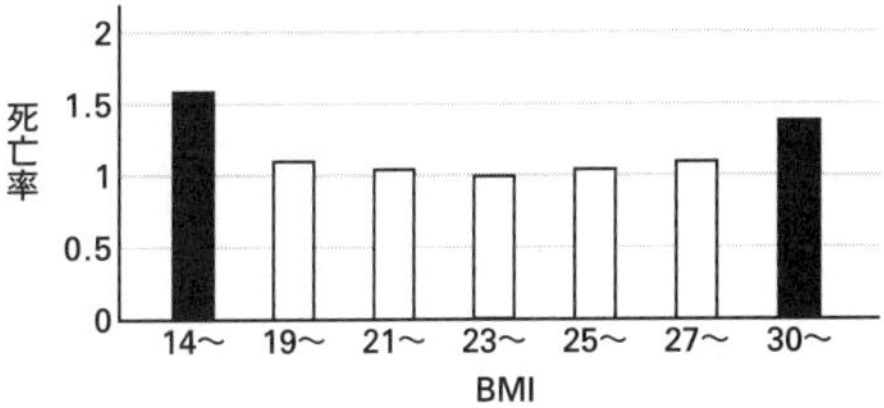

※出典／国立がん研究センター「日本人のBMIと死亡リスク」（2011年）より。□は低リスク、■は高リスクを表す。

や小太り）であれば、あなたは長生きできそうです。特に男性は痩せた人のほうが死亡率は高いのです。

おおまかに言うなら、**男女ともに、ＢＭＩが「30以下」なら体重についてはまったく心配することはないということ！**

たしかにＢＭＩが35以上になると、治療の必要がありますが、35以上というのは、相撲取りを除いて日本にはほとんどいません。反対に、ＢＭＩが18・5未満の痩せ型の人のほうが要注意です。

◎筋肉を維持する運動、増やす運動をしよう

適度に皮下脂肪があり、コレステロールが多い、ＢＭＩのやや高い人が長生きする理由は、体内に栄養が蓄えられているからです。例えば、風邪を引いてウィルスが体内に入ってきたとき、ウィルスを退治するための抗体ができますが、この抗体の材料はすべて体内にある栄養なのです。基本的にはアミノ酸ですが、コレステロールや糖分がなけ

れば抗体はつくれません。**しっかりと体重がある人は免疫力が強く、がんにだってなりにくい、なっても治る、ということです。**

痩せすぎは早死にのもと。医者の脅しなどに乗らず、「長生きぽっちゃりさん」を目指してください。

ただし同じ体重でも、脂肪が多いか筋肉が多いか、には違いがあります。なるべく、筋肉をしっかり増やすように適度に運動はしましょうね。

体重を減らすための「有酸素運動」に力を入れるよりも、筋肉を維持する運動、増やすための運動のほうがよりいいのではと思います。

23

心と身体の温度が高い

——室温と体温を上げると身体の不調が治る——

◎室温を上げれば、体温は上がり、代謝も上がる

　がんや糖尿病、肝臓や腎臓、胃腸の病気などはないけれど、身体にあちこち不調がある、ということは老若男女を問わずよくあることです。例えば肩こりや腰痛、頭痛などの症状、さらにやや高めの血圧、高コレステロール値、高血糖値などなど。疲れやすい、または不眠といった不調も「病気」が原因ではないことのほうがほとんどです。

　こうしたときに、ついテレビの通販などで健康食品やらサプリやらに手を出してみたくなる、という人は多いと思うのですが、**一番即効性があって、最も効果的で、しかも格安な対策は、「体温を上げること」です。**

　体温を上げるといっても「それが簡単にできれば苦労しないよっ！」という声も聞こえてきますね。でも、どんな人でも確実に体温を上げる方法があります。

　それが「室温を上げる」ということ。簡単でしょう？　体内からなかなか温まらないのなら、部屋の温度を上げてしまえばいいのです。気温を上げるわけにはいきませんからね。

室温を上げれば、体温は必ず上がります。どんなに冷え性の人でも、少し時間がかかるかもしれませんが確実です。**そして体温が上がると、代謝が上がります。**代謝というのは、糖分や脂肪などが燃えてエネルギーに変換されること。つまり運動してエネルギーを使い、その結果痩せるのも代謝、日常的に筋肉や内臓が自らを維持し、機能を保つためにも、自己免疫力を高めるためにも、エネルギーを消費することも代謝です。

体温が上がると代謝が上がる簡単な例を挙げましょう。ホットヨガのように、室温の高い部屋で運動をすれば、室温が低い部屋で同じ運動を行うよりも当然発汗量は増えますし、それだけではなく、脂肪などの代謝も高くなります。

これはダイエットの例ですが、「代謝がいい」ということは、古いものが新しいものに置き換わりやすくなることでもあります。例えば皮膚の新陳代謝です。古い皮膚はアカとなって落ち、新しい皮膚がつぎつぎに生まれます。ケガをして傷ができても代謝によって傷は消え、新しい皮膚が生まれる。これも代謝です。

代謝が上がって糖が燃えれば血糖値も下がる。つまり体温を上げて代謝を上げることは糖尿病の予防、治療にもなります。運動することで代謝を上げ、血糖値を下げるのと同様に、部屋をあたためて代謝を上げれば同じ効果が出るということです。

すべての代謝は、体温が上がったほうが活発になります。

血行もよくなり、それによって通常の肩こりや腰痛はほとんどが改善します。

地球温暖化への危機感ほか、さまざまな理由による節電の動きが目立つようになり、「温暖」や「暖かい」ことはなんだか後ろめたいことのように誤解されることもありますが、室内はきちんとあたためて、自分の体温を上げてください。もちろん、部屋をあたためるほかに、運動する、食事をする、お風呂に入る、という行動でも体温は上がりますが、日常長い時間を過ごす家を、特に寒い時期にしっかりとあたためることは、そのままダイレクトに健康につながります。断熱リフォームをしただけで、さまざまな身体の不調が改善した、という例は非常に多いのです。身近では、私の妻がそうです。断熱リフォームしたとたん、高かった血圧がみるみる下がっていきました。

動脈硬化、がん、糖尿病などを予防したければ、冬期の室温は18度以上にしましょう。部屋別の温度較差もなくしましょう。

◎心の温度を上げることは健康長寿の秘訣

そしてもうひとつ。**部屋だけではなく、自分自身の心の温度を上げることも重要です。**

心の低体温状態、というのは**「心が風邪を引いた状態」**のことです。こういう状態の人は実際に体温も低い。そしてたいていの場合、住んでいる部屋の室温も低いのです。

心の体温が低い人は、まず元気がない、姿勢が前かがみ、視線がいつも下のほうを見ている、外に出るのがおっくう、睡眠が浅く夜眠れない、食欲もなくなってしまいます。

心の体温と、部屋の温度、その両方を上げてください。部屋の温度を上げれば体温が上がり、それだけでも心の体温が少し上がるものです。オシャレをして仕事に出かけたり、ボランティアに参加したり、友だちと会って買い物や食事をしたり、ペットや恋人を抱きしめたりすることで、心の体温はさらに上がっていきます。

こうした暮らし方を心がけることが何よりも、健康長寿のために大切なことです。

部屋の温度、身体の体温、そして心の体温を1度ずつ上げれば、病気など寄りつきません。また、体温の上昇には腸内細菌が作り出す水素の力も有効です（P165参照）。

24

家に階段があって苦労している

――「転ばぬ先のバリアフリー」は寿命を縮めるかもしれない――

◎やりすぎのバリアフリー化は寿命を縮める

健康で長生きすることと、住まいの関係はとても密接です。前の項目23では、部屋が寒いと健康を害することや、断熱の大切さについて書きましたが、さらにもうひとつ。「バリアフリー」についてです。

バリアフリー自体は、一般的にはとてもいいことです。社会全体の考え方としてはそうあるべき概念だと思っています。

ただ、住宅のリフォームなどについては少し「やりすぎではないか」というケースが多いように思います。

住宅メーカーは全力でリフォームを勧めますが、そのセールストークに必ず出てくるのが**「バリアフリー化」**。二世帯同居の場合にも安心、ご夫婦のどちらかが車いすになっても大丈夫、転倒などの家庭内事故を防ぐために、とさまざまなプランが提案されています。

冬でも充分に暖かい住まいにするための断熱リフォームは、私も大いにおすすめしたいと思っています。住居内のヒートショック（急な温度差による血圧の急変など）を防ぐために、浴室と脱衣所の温度差を少なくする工夫、浴室全体を温める工夫などは、死亡率を下げるためにも強くおすすめします。

ただ、段差をすべてなくす、階段ではなくエレベーターを……といったリフォームについては、少し疑問があります。

もちろん足を引っ掛けやすいコードとか、誰でもつまずきやすいカーペットのめくれなどは直しておいたほうがいいと思いますが、リフォームせずとも暮らし慣れている人は、そういうことにも意外にちゃんと対応していて、ケガをすることは少ないものです。むしろ**いきなり生活動線を変えるほうが危険が増す**、ということもあります。

また、階段についてですが、本当に昇るのが難しくなるまでは「エレベーター」などはつけないほうがいいと思います。**階段の運動効果というのは、実に大きなものです。**

この本のスタッフのお母さんは84歳のひとり暮らしで非常にお元気ですが、2階建ての家の階段を毎日確実に10往復以上はしているそうで「階段の昇り降りと、少し離れたスーパーへの買い物が一番の運動になっている」といいます。

階段の右側にはしっかりした手すりがついてはいますが、「右半身が不自由になったら意味ないわね」とお母さんは笑っているそうです。

あまり早々と「転ばぬ先の杖」でリフォームをしすぎても、実際には役に立たなかったり、逆にいま持っている身体機能を低下させてしまう可能性があるということはぜひ知っていてほしいと思います。

ある整骨院の先生は**「バリアフリー・リフォームなどで、家じゅうの段差をすべてなくし、すり足でも動けるようにしてしまうと、それに慣れてしまったお年寄りは外出時、ちょっとした段差にさえ対応できずに転倒してしまうケースが多い」**と言います。

家族構成や本人の体力など、事情はさまざまですが可能ならば、まだ足腰が元気なうちからのバリアフリーや、やりすぎなリフォームはやめておいたほうがいいと思います。

◎「階段の苦労」が高齢者の健康をつくり出す

特に階段についてはこんなデータもあります。私たちは２００１年から、多摩ニュータウンの中でも「エレベーターのない５階建てのマンション」に住む３６５０人の高齢者を３年間追跡調査しました。

その３年の間に、他のフロアに引っ越した人もいれば、そのまま住み続けた人もいたわけですが、詳しく分析してみると、**３年間の間に低い階に引っ越した人たちは生存率が下がっていることがわかりました。**因果関係の分析はさらに必要ですが、階段を昇り降りする必要がなくなったことで、足腰の機能訓練ができにくくなり、２年、３年と経つうち、それが結果的には身体全体の機能を低下させ、生存率の低下につながったのではないか、と推測されます。

子ども世代は、元気だった父や母が、ゆっくりゆっくりと休みながら階段を昇る姿を見ると「なんとかエレベーターをつけてやろう」「もっとラクなところに引っ越しを」

と思うでしょう。ムリはありません。けれども、**いまの親の健康は、その「階段の苦労」がつくり出しているかもしれない**ということをちょっと考えてみてほしいのです。

もしも〝階段ナシ、あとは寝てるだけで大丈夫〟という環境を用意してあげたら、お父さん、お母さんは、本当に幸せでしょうか？　本当に喜ぶでしょうか？

親孝行の方法はひとつではありません。親の本当の気持ちをゆっくり聞いて、すべてではなくとも、なんとか少しでも尊重してあげられる方法をいっしょに考えてみてほしいな、と思います。

25

コレステロールが高め

――善玉、悪玉などと言っているのは根拠なし。
総コレステロール３００以下ならＯＫ――

◎気がラクになる「気にしなくていい数値」教えます

健康診断の結果はやはり誰にとっても気になるものです。中性脂肪が高い、コレステロールが高い、血圧が、血糖値が、と気にしだしたらきりがありません。

ただし、加齢によって誰もが自然に高くなる数値を必要以上に気にして、下げようとする必要はないのです。

具体的に、少しだけ**「気にしなくていい数値」**の考え方を書いておきましょう。

まず体重ですが、これは前の項目でも書いたとおり、**BMIを基準で考えれば「男女ともに30以下」**であれば、ムリに痩せようとしないこと。脂肪は健康を守るために非常に大切なものですから、やたらに減らしてはいけませんよ！

つぎに、コレステロール値です。

人間ドック学会および健康保険組合連合会による「正常値」は、LDL（悪玉コレステロールと呼ばれるもの）が男性は178以下、女性は64歳までは183以下で、65歳以上は190以下。

総コレステロールは、男性254以下、女性は44歳までは238以下、64歳までは273以下、65歳以上は280以下、となっています。

この数値に照らしあわせて、悪玉が多いから困ったの、善玉が多いから大丈夫だの、と考える必要はありません。

男女ともに、総コレステロールが「300以下なら大丈夫」と考えていれば、ほとんど気にしなくてOKです。

それから「LDL（悪玉コレステロール）」とか「HDL（善玉コレステロール）」をあたかも別のもののように、区分する必要はありません。どちらも日々、肝臓がせっせと製造している大切なもので、がんの免疫細胞の材料になるものです。「こっちはいいもの」「こっちは悪いもの」と区別して考えるべきものではありません。**LDLというのは、たんに比重が低いコレステロール、HDLは比重が高いコレステロールという意味です。**

女性は閉経後、ホルモンの分泌が変わることから、コレステロール値は男性よりもかなり高くなるのが普通です。しかし、女性は男性よりも平均寿命が長いのはご存じのとおり。**コレステロールが高く皮下脂肪が多いことが、感染症やがんなどに対抗できる強さにつながっているからです。**血液内の総コレステロールというのは、細胞膜の材料で、ビタミンDの材料でもあります。さまざまな調査を見ても、低コレステロールの人は死亡率が高いこともわかっています。東京23区でも住民の総コレステロールが低い区のほうが短命です。

◎中性脂肪値も気にしすぎないこと

つぎに中性脂肪値ですが、この数値を振り回して「あなたは正常」「あなたは異常」などと指導しているのは日本だけです。そもそもこの値は、食事の前後などでも大きく変わりますから、一度の健診結果で「去年より下がった」とか「上がった」とか言っても、意味がありません。気にするのなら、**中性脂肪値が300を超えていないかどうか、で充分です。**中性脂肪値は、日内変動が極めて大きい検査のひとつです。

血圧は140を超えたら異常、と信じている人が多いのですが、加齢とともに上がるのがあたりまえ。シワやシミが増えるのと同じ、ぐらいに考えておいて結構です。もちろんどれほど高くてもいいというわけではないのですが、「数値」で「対策」を考えるのではなく、そもそも「なぜ高いのか」の理由として、寒い家、仕事のし過ぎ、会社での人間関係、ストレス対処法の不充分などについて考えることが必要です。**結果よりも原因に着目して、必要ならば対策をとればいいのです。**

結果だけ見て「痩せればいい」とか「運動すればいい」「薬を飲んで下げよう」というのは、問題解決にはつながらないということです。何かの病気があっての結果なのか、個人差の範囲なのか、たんに加齢による数値の自然増なのかを見極めることが、まず大事です。

こういったことは、信頼できるかかりつけ医師や地域の保健師さんなどにぜひ相談してみてください。保健センターなどでは、無料の健康相談などを行っていますから、お住まいの地域の情報を調べてみてください。

26

発酵食品をたくさん食べている

――腸内細菌が作り出す水素が活性酸素を除去してくれる――

◎元気な腸内細菌が老化や病気を防ぐ

体の中の水素について注目してみませんか？　酸素をたくさん取り込もう、という意識はあっても、「水素って、必要なの？」と思う人もいるのではありませんか？

実は水素というのは、体内でものすごく大きな役割を担っているのです。

体内には老化や病気の原因になる「活性酸素」が日々生まれます。活性酸素とは、いわば体内のサビ。紫外線などのダメージによって活性酸素が作られ、皮膚や内臓を酸化させてしまうということです。この活性酸素の生成を制御してくれるのが、水素。水素は、体内で酸化とは逆に還元作用を発揮し、「ヒドロキシラジカル」と呼ばれる活性酸素を除去しようと働くと考えられています。

さて、この水素ですが、腸内で大量に生産されています。**腸内の細菌はたくさんの水素を出しているのです。**腸内細菌というのは、腸は腸でも、大腸ではなく小腸に多く住んでいます。腸内細菌が元気に活動していると、水素をせっせと出し、その水素は活性酸素を無毒化すると考えられます。**腸内細菌が住む小腸にはがんが発生しません。「大**

腸がん」はあってもめったにないのです。小腸の細胞の再生期間が短いことに加えて、他の理由として、腸内細菌や水素の働きが挙げられるのではないかと私たちは考えています。

項目23で私は「健康になりたいのなら体温を上げましょう」と書きましたが、とりわけお腹を温めることは効果的です。**お腹を温めることは腸内細菌の働きをよくすることにつながります。**腸内細菌が活性化すれば水素をたくさん出してくれる。それが免疫力の強化につながるはずです。まだ研究段階ですが、有力な仮説だと思います。

小さい子どもは風邪を引いたときも、お腹を温めればそれだけで治ってしまうことが多いのですが、これは腸内細菌が活性化して免疫力を上げてくれたからです。

水素は電池に使われて車を動かせるほどのエネルギーを作り出すこともできるような、強力な力を持っています。腸内細菌が元気で、水素が出ているから、身体も温かくなるということです。

最近は水素の効果が知られてきたこともあり、「水素水」などの商品がつぎつぎに登場していますが、なるべく自分の腸内で作ったほうがいいと考えています。体外から水素水などで取り入れると、そのぶん自分の体内でつくり出す力が衰えるのではないか、という説もあります。**水素水などに頼る前に、まずは体温を上げること、特にお腹を温めるのと同時に、体内の腸内細菌を活性化する食生活を心がけましょう。**

◎腸内細菌を活性化してくれる発酵食品

それには、発酵食品を積極的に取り入れることがおすすめです。**納豆、キムチ、味噌、ヨーグルトなどの発酵食品を毎日食べてください。**日本の**漬物**も立派な発酵食品です。ただし、コンビニなどで売っている「浅漬け」などは発酵させない「酢漬け」のようなものなので、腸内細菌の活性化は期待できません。自宅で作ったぬか漬けが一番です。

腸内細菌を活性化し、水素を増やしてくれることが期待できる食品をいくつか挙げておきます。

●きのこ類

きのこ自体が「菌」です。食物繊維も豊富でカロリーも低く、旨味成分もたっぷりですからどんどん食事に取り入れましょう。しいたけ、まいたけ、なめこ、エリンギなど、なんでも好きなものを食べましょう。味噌も発酵食品ですから、きのこのお味噌汁は効果も倍、ということです。

●乳酸菌

ヨーグルトでお馴染みのビフィズス菌、ガセリ菌なども乳酸菌の仲間。朝食などでも手軽に食べられますし、ドレッシングなどにも使えますね。チーズも乳酸菌で発酵させた食品です。

●納豆菌

納豆は日本が誇るべき伝統食品です。ぜひ毎日食べたいものです。

●麹菌

味噌、塩麹、麹から作った甘酒などで取り入れてください。

加えて、腸内の細菌を活性化するためには、規則正しい生活、充分な睡眠、適度な運動、ストレスに上手に対応する生活を心がけることも大事です。

27

「自分は健康だ」と思っている

――「主観的健康感」が高い人はなかなか死なない――

◎「自分は若い」と思える人は長生きする

私たちは1998年から全国16市町村の在宅高齢者2万2167人を対象として調査を行いました。その2年間の調査期間に506人の方が亡くなったのですが、この調査のなかで、非常に興味深いことがわかりました。

「自分は健康である」と肯定的に思う人と、「自分は健康ではない」と否定的に思う人とでは、その後の生存日数に明らかな違いがあったのです。

「主観的健康感」つまり「自分が健康だと思うかどうか」とその後の生命予後の関係についての検証は1970年代から行われており、多くの調査報告があります。

例えばカナダで65歳以上の高齢者を対象にした6年間の調査では、「主観的健康感が優れない」と答えた人は、「非常に優れている」と答えた人に比べて死亡率が歴然と高く、前半3年で2・92倍、後半では2・77倍の違いが出ました。

イギリスのユニヴァーシティ・カレッジ・ロンドン（ロンドン大学）でも同様の研究が行われています。

こちらの調査は50歳以上の男女6489人を対象としたものですが、「自分を何歳ぐらいに感じていますか？」と質問し、その後8年間、健康状態を追跡調査しています。その結果、**「自分はまだ若い」と感じている人のほうが、その後の健康状態や死亡率によい影響を及ぼすことが判明しました。**

興味深いのは、参加者の実年齢の平均は65・8歳だったにもかかわらず、自己評価年齢の平均は「56・8歳」であったことです。自己評価年齢が実年齢より3歳以上若いと答えた人は全体の69・6％、実年齢とほぼ同じと答えた人は25・6％、実年齢より老けていると感じた人は4・8％でした。

また、**「自分は年のわりに若い」と答えた人の8年後の死亡率は、25％も低下していたことが明らかになりました。一方で、「自分は実年齢より老けている」と答えた人の死亡率は上昇**しており、実際の死亡率は「若い」と答えた人が14・3％だったのに対し、「老けている」と答えた人は、24・6％にものぼっていました。「ほぼ同じ」と答えた人は、18・5％でした。さらに、加齢に伴って増える病気（がん、心臓病、糖尿病、脳卒中など）との関連を調べたところ、がんの人以外で、「自分は若い」と答えた人のほうが状態がよいこともわかりました。

主観的健康感というのは、死亡率、有病率などの客観的な健康指標では捉えられない健康の「質的側面」を示す新たな指標ともいえます。

「病は気から」ともいいますが、実際に「自分は健康だ」「自分は本当の年齢より若いぞ」と思っている人は、本当に病気になりにくく、長生きしているというわけです。

◎病は気から、老化も気から

「自分が健康だ」と思えるということは、生き方が前向きで、積極的な生き方をしている人とも言えます。当然「健康だ」と思えるから、ちょっとしたことで病院に駆け込んで薬をもらうこともないはずです。健康不安が少なければ、友人と外出することをためらわず、どんどん出かけていくはずです。

もしも多少の持病があったり、膝がちょっと痛かったりということはあっても、それだけで「ああ、もう自分は健康ではないのだ」と引きこもることなく、**「年を取れば少**

しは不調が出てくるけれど、病気ではないのだから、私は健康よ」と言い切れる人は、心身ともに健康な人です。

70歳以上の高齢者1000人を10年にわたって追跡したアメリカの調査結果でも「日常的な能力に対する自信」を持っている人は、老化のスピードが遅く、逆にこうした意識が低く、気持ちが後ろ向きな人は、心身機能の低下が速いということがわかりました。

病は気から、老化も気から、寿命も気から、ということになります。

何度も書きましたが、あまり医者の言うことを信用しすぎず、薬に頼らず、子どもに頼らず、介護サービスに頼らず、自分に自信を持ってほしいと思います。

家族や、地域、そして医療関係者も、本人が「自分は健康だ」と思っているのに、たんなる加齢現象をあげつらって、「コレステロール値が高いから病気だ」「この血圧は正常ではありません」「すぐに薬を飲みなさい」「好きなものばかり食べてはいけません」と「病気扱い」して、本人の生活まで変えさせるような指導をするべきではありません。「病気予防」と言いながら、それが結局本人の自信を失わせ、「自分は病気なんだ」と思わせ、そして寿命を短くしてしまうのです。

28

介護サービスは「使ったら損」だと考える

――「ラクをしよう」と思って介護を受け始めると、
できないことがどんどん増える――

◎「残っている生活機能」を引き出す海外の介護事情

高齢化社会は、先進国共通の課題ですが、「介護保険」がある国は日本とドイツ、そして2008年から導入した韓国だけです。2000年にスタートした日本の介護保険制度は、1995年に始まったドイツの介護保険を参考にして作られました。

しかし、実は非常に大きな違いがあります。ドイツは6カ月以上寝たきりにならなければ、保険は適用されません。日本でいえば要介護3～5というレベルが要件なのです。一方の日本は要支援1～2、要介護1～2というレベルでも予防給付、介護給付を受けられます。一見、とてもいいことのようにも思えますが、**反面、介護レベルが非常に軽い段階から、保険でサービスを受けられるということは、身体機能が急激に低下することにもつながるのです。**

しかも、介護サービスを提供する側にとっては介護レベルが1から2へ、2から3へ、と上がったほうが報酬が増え、身体の機能が回復して介護レベルが下がると収入が減ってしまう、という構造になっているのです。こうした構造のなかで、高齢者のためを思って、介護レベルを下げる努力をするのは難しいと思います。

オーストラリアの制度には学ぶべき点がたくさんあります。2010年に12％だった高齢化率は2050年に18％に増えるとされています。2050年の高齢化率が約40％とされる日本のほうが深刻ではありますが、オーストラリアも危機感を高めています。

オーストラリアには介護保険制度はないのですが、国家予算による介護サービスが提供されています。介護のレベルは8段階で、レベルに応じて使える費用が異なり、その点は日本に似ています。

ところが日本と大きく違うのは、介護する側、施設への報酬は「成果」を見てから支払われるという点です。まず介護の目標を設定し、一定期間のケアプランを実施して、その結果を評価して介護費用が決まるのです。このシステムでは、寝たきりの人、認知症が進んだ人、おむつが必要な人など、介護度の重い人も「そのままの状態」では、報酬の対象になりません。**介護者、施設側はなんとかして、残っている生活機能を引き出そうとして努力します。**自立歩行、トイレ誘導などの「努力」と「成果」に対して報酬が発生するのです。「予防効果のない現状維持には金を払わない」方針が徹底しています。

◎本当に支援・介護が必要か家族で話しあいましょう

日本の医療は「医師性善説」の上に成り立っています。しかし海外は逆に「医師性悪説」が前提です。だからこそ介護現場にも成果主義を導入し、重症になるほど儲かるのではなく、人が健康になるほうが儲かる、というシステムを採用しているのです。

成功報酬型の医療を日本でも実現するため、私たちは総務省に「医療特区」を申請しようとしています。要介護者ひとりあたりの支給医療費を固定し、その施設への登録人数に応じて報酬を支払う、というものです。そうすれば、抗生剤など副作用の懸念が少なく、効率のいい健康支援を行う必要性や、過剰な医療や介護サービスの提供ではなく、高齢者が自分で動けるようにサポートするプログラムが必須になるのです。

海外の福祉現場はパート労働者が大半といいますが、非常に専門性が高く、3日働き、3日休む、といった体制で充分に休息をとっていて、ケアする側が疲れ果て、燃え尽きてしまわないような合理的な配置もされているようです。

いずれも日本が見習うべき点だと思っています。

もちろん、個人個人の意識を変えていくことも非常に大切です。

まずは日本で介護サービスを受ける場合は、「受ける側」がまず、ちょっと立ち止まって考えてみてほしいのです。もちろんムリをしすぎる必要はありませんが、「せっかく介護保険料を払い続けてきたのだから、サービスを使わなくちゃ損！」と思わないでほしいのです。**本当のところは「使ったら損！」なのです。むしろその「損」のほうが深刻です。**

「安心のために」「念のため」「もう年だからラクに暮らしたい」「ムリをすると危ないから」「転ばぬ先の杖」として、支援・介護を一度受け始めると、自分でやろうと思えばできたことができなくなり、もう二度と手助けなしではできなくなります。

本当に支援が必要か、介護が必要か、ということを、できれば家族でよく話しあってほしいと思います。また、**ケアマネージャーなどに相談する場合も、「できるだけ自立して生活したいのだ」ということや「できることは全部自分でやりたい」という意思をぜひ表明してください。**

29

「平均余命」はあまり気にしない

――余命が１～２年短くなっても介護は受けないほうが幸せ――

◎茨城県のお年寄りが「元気」な理由

2010年、都道府県別平均寿命の第1位は、男女ともに長野県であり（男性80・88歳、女性87・18歳）、沖縄県は男性30位（79・40歳）、女性3位（87・02歳）だったことは先に述べたとおりです。

では、茨城県を見てみましょう。男性36位（79・09歳）、女性44位（85・83歳）です。これだけ見ると、茨城県民が「健康そう」には思えないかもしれませんが、実は**茨城県は寿命は少々短いけれど、実は沖縄県のお年寄りよりも「元気」な人が多いのです。**

2005年に私たちが、茨城県と沖縄県の65歳の高齢者の健康について調査したところ、非常に興味深い結果が得られました。

私たちは「平均寿命」ではなく、「65歳の人の平均余命」を基準にしてさまざまなデータを分析しました。ちなみに2010年厚生労働省の発表によると0歳の女性の平均余命は86・30歳で、平均寿命と同じ数値になるのですが、すでに65歳の女性の平均余命は23・80年。年齢にすると88・80歳となります。

この年、65歳の茨城県民の余命は、男性18・58年、女性は23・44年。全国ランキングだと37位と44位で、かなり下位です。しかし沖縄県は男性19・50年で2位、女性24・89年で第1位でした。そして、平均余命のなかで障害を持っている人がどれだけいるかを示すDALEという数値を調べてみたところ、男女ともに茨城県は全国で最も少なく、一方で沖縄県は最も多いという結果でした。非常に対象的な結果です。

つまり**茨城県のお年寄りは、障害を持つ人、要介護認定者が少なく、沖縄は特に重度要介護認定者（要介護2〜5）が多い**ことがはっきりしました。

茨城県と沖縄県の平均余命の差は、男性で0・92年、女性で1・45年の差があります。しかし、介護を受けながら1年くらい寿命が延びたとしても、それがいいこととは思えません。**手厚い介護、看護を受けながら施設で寝たきりで長生きするよりも、少しお迎えが来るのが早くても前日まで元気に自宅で暮らしていたい、と誰もが思うはずです。**

茨城県の平均余命が他県より短いことや、沖縄県の要介護割合の高さなどについては、その理由をもっと深く分析する必要はありますが、いまわかっている特徴は、長野県と同じように、茨城県も病院数、病床数が全国平均よりもかなり少ないのですが、要支援・要介護認定率は14・4％で全国3位の低さ、要支援に限ると2・8％と全国で最も低くなっています。沖縄県は要支援・要介護認定率18・9％で29位です。（厚生労働省／平成24年度介護保険事業状況報告年報）

さらに、1人あたりの介護保険料に関して比較してみると、茨城県と沖縄県ではかなり大きな差があります。

介護保険料は国民全員、40歳を超えれば納めることになっているわけですが、運営主体は市町村。自治体によってかなり金額が違います。基本的には保険料を納めていれば、介護サービスの費用は1割が自己負担、残り9割が公費（税金）と介護保険料でまかなわれることになります（2015年8月からの改定で、一定の収入がある人は自己負担が2割のケースも出てきました）。

私たちが払う保険料は市町村によって違いがあり、2015～2017年度の全国平均は月額5514円ですが、最も安い埼玉県は4835円、最高額は沖縄県は6267

円です。都道府県平均ではなく市町村単位で見ると、最も高額なのは奈良県の天川村の8686円、最も安かったのは鹿児島県三島村の2800円。茨城県は10年ほど前は全国でもかなり低かったのですが、値上げが続き、2015年度から5204円となりました。

◎介護サービスを受けるほど身体機能は低下する

介護保険は自治体住民の財政状態などによりますが、一般的に見れば介護保険料の比較的安い都道府県のほうが、要介護認定率が低く、元気なお年寄りが多いといえるでしょう。もちろん要介護認定率が低いからこそ保険料を低く抑えられるわけですから「どちらが先」ということはいえませんが、経済的な視点から考えても、介護保険料は低いほうがいいに決まっています。

しかも私たちが行った多摩市における1万3195人の高齢者追跡調査によれば、**介護保険サービスを受ければ受けるほど、身体を使わなくなり機能が低下する**、という驚くべき結果も出ています。

これは介護保険のシステム、医療制度自体の問題点をあぶりだしている調査結果でもありますが、ともあれ**元気で長生きするつもりであれば、なるべく介護保険料の安い地域に住み、なるべく介護サービスを利用しないようにするのが一番**、ということになります。つまるところは、**介護サービスに頼りすぎないという気持ちが大事**だということになるでしょう。

最後に

この何年か「終活」という言葉をよく聞くようになりました。自分が死んだとき葬式やお墓はどうしてほしいのか、終末期の医療はどうしてほしいのか、さらに相続はどうするのか、誰に何を遺してやりたいかなど、そういったことを元気なうちにいろいろ決めて、ノートに書いておこう、というような「活動」を指すようです。

これは個人の考え方ですから、反対だとか賛成だとか、意見を押し付けるつもりはまったくないのですが、私自身は「死に方」をあれこれ考えるよりも、むしろ「生き方」のほうも同時に考えたほうがいいのになあ、と思います。

葬式や棺桶のランクを決めたり、遺言の中身を考えるのも結構ですが、むしろそこに至るまでの日々をどう生きていきたいのか、を考えて今日から実行したほうがいいのではないかと思い、実際に、私たちは多摩市の公民館活動で実践してきました。

つまりこの本でお伝えしたかった「きょういく」と「きょうよう」を増やしてほしい。今日行きたいところ、明日やってみたいこと、それを日々考え、最期の日までそれを続けていくことのほうがずっと健康的ではないかと思います。

こうした連続性のなかに、終末医療（ターミナルケア）の問題も含まれているのではないでしょうか。

「いつ死んでもいいように」といきなりターミナルケアの部分を考えるというのは、まだ楽しい学生生活が続いていくのに、卒業式のシミュレーションばかりやっているようなものです。それよりも、それまでの過ごし方のほうが大事です。「ああ、死ぬ前に○○へ行きたい」と、人生の卒業旅行のプランを考えるほうがよっぽど楽しく幸せな「終活」のあり方ではないでしょうか。

「死」から目をそむけるという意味ではありません。けれども、日本では平均して男性が約9年、女性が約13年、寝たきりのまま生きている、という「現実」も踏まえ、まず「生き方」を考えてほしい。

そうあってほしいと思います。

しっかりとした足腰、そして社会的なネットワークを保ち、それぞれがどんなことでもさまざまな夢を持って前向きに生きているかどうか、が生き方のベースです。夢を失い、生き方が後ろ向きになって社会参加を放棄してしまったときに、人はあっという間に衰えます。前向きでいるためには、ある程度の収入はどうしても必要です。そして老人をコキ使ってくれる厳しくも温かい家族や、ヘトヘトになるまで遊んでくれとせがむ孫、そして近所の友だち、郷里の友だち。家族と旅行に行きたい、郷里の友だちに会いに行きたい、孫におもちゃを買ってやりたい、家族に迷惑をかけず最期まで自立して暮らしたい、そしてできたらポックリ逝きたい。それはすべて、生きているから可能となる「夢」なのです。

こうした夢をどんどん増やしてください。

高知県の診療所の先生にこんなお話を聞きました。とある高齢のおばあさんが具合を悪くして寝ているというので、往診に行ったら、おばあさんは泥汚れのついた布団に寝ていたそうです。高齢になっても、多少身体の具合が悪くても、おばあさんは畑仕事を続けていたのです。家族は「布団は汚れるし、もう年なのだから畑仕事はもうやめてくれ」と言い続けていたそうですが、その先生はおばあさんに「布団なんか汚れてもいいから、どんどん畑仕事をしなさいよ」と提案したそうです。

たいへん深い言葉だと思います。

このおばあさんの家族も、きっと年老いた親にラクをさせてあげたいからこそ、「もう畑仕事はやめて」と言ったはずです。でも、おばあさんの本当の気持ちは？　本当の幸せはどんな生き方でしょう？

診療所の先生は、おばあさんの「ホンネ」をちゃんと診ていたのだと思います。

1カ月数十万円を払って清潔な施設に入るより、布団が汚れたって自分が作ったナスの成長を死の直前まで見続けて亡くなるほうが、ずっと豊かな生き方ではないか、と私も思うのです。

最後まで自立して90歳でポックリ死にたいか、家族の世話になりっぱなしで10年寝たきりのまま100歳まで生きたいか。

そのどちらが「幸せ」と思うかは、人によって違うでしょう。個人の問題ですから「こうでなければならない」と提案することはできません。医者や厚生労働省が「こう死になさい」などと指示することなどできないし、また絶対にあってはならないことです。

私たちは「健康寿命を延ばそう」という意味で「ＰＰＫ」をみなさんにすすめているのですが、ＰＰＫというのは、本人が希望していても周囲にとっては「理想」ではないかもしれません。

年老いた高齢者がひとりで暮らしているのは、心配でたまらない。親の死に目に会えないかもしれない、訪ねて行ったら倒れているかもしれない、そんなことになったら自分たちが周囲から責められるかもしれない、施設に入ってもらわなかったことを後悔するかもしれない。そうした不安、リスクもたしかにあります。もしかしたら実際に、ひとり暮らしのお年寄りは近所に迷惑をかけることがあるかもしれません。

でも、家族や地域、社会の都合で本人の「こう生きて、こう死にたい」という気持ちを阻害せず、それを認めてあげることができる家族であってほしい、地域や社会であってほしいと心から思うのです。私たちは、より優れたご提案、あるいはご批判も大歓迎いたします。

最後になりましたが、本書の刊行を実現してくださった株式会社ワニ・プラス社長の佐藤俊彦さん、編集担当の宮崎洋一さん、非常にわかりやすい構成を考えてくださった小幡恵さん、そして、私たちの研究にご協力・ご支援をくださっている多くの方々に、心からの感謝を申し上げます。

２０１６年５月　　星　旦二

元気で長生きな人に共通する生活習慣29

決め手は「きょういく」と「きょうよう」です

2016年6月25日　初版発行

著者　星　旦二

星　旦二（ほし・たんじ）
1950年福島県生まれ。首都大学東京・名誉教授、同大学および放送大学の客員教授も務める。福島県立医科大学を卒業し、東京大学で医学博士号取得。東京都衛生局、厚生省国立衛生院、厚生省大臣官房医系技官併任、英国ロンドン大学院留学を経て現職。公衆衛生のエキスパートとして、多摩市をはじめ全国の地方自治体などと共働し、寿命とさまざまなファクターとの関連を大規模調査するなど「健康長寿」に関する研究と主張を続ける。近著に『これからの保健医療福祉行政論』（日本看護協会）など。

発行者　佐藤俊彦
発行所　株式会社ワニ・プラス
〒150－8482
東京都渋谷区恵比寿4－4－9　えびす大黒ビル7F
電話　03－5449－2171（編集）
発売元　株式会社ワニブックス
〒150－8482
東京都渋谷区恵比寿4－4－9　えびす大黒ビル
電話　03－5449－2711（代表）

装丁　橘田浩志（アティック）
小栗山雄司
編集協力　小幡　恵
印刷・製本所　大日本印刷株式会社
DTP　小田光美（オフィスメイプル）

ISBN 978-4-8470-6097-7
ワニブックスHP　https://www.wani.co.jp